TNM
Klassifikation maligner Tumoren

Springer

Berlin
Heidelberg
New York
Barcelona
Hong Kong
London
Mailand
Paris
Tokio

UICC International Union Against Cancer

TNM

Klassifikation maligner Tumoren

Herausgegeben und übersetzt von

CH. WITTEKIND, H.-J. MEYER und F. BOOTZ

6. Auflage

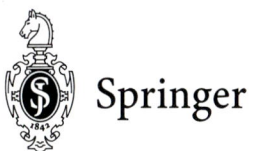 Springer

International Union against Cancer (UICC)
Rue du Conseil-Général 3,
CH-1205 Geneva, Switzerland
Fax ++41 22 8091810

Herausgeber und Übersetzer:

Professor Dr. med. Ch. Wittekind
Institut für Pathologie
Universitätsklinikum Leipzig
Liebigstraße 26
D-04103 Leipzig

Prof. Dr. med. F. Bootz
Klinik und Poliklinik
für Hals-Nasen-Ohren-Krankheiten
Universitätsklinikum Leipzig
Liebigstraße 18
D-04103 Leipzig

Professor Dr. med. H.-J. Meyer
Klinik für Allgemein-
und Viszeralchirurgie
Städtisches Klinikum Solingen
Gotenstraße 1
D-42653 Solingen

Titel der englischen Ausgabe:
L. H. Sobin, Ch. Wittekind (eds.): TNM Classification of Malignant Tumours
Sixth edition 2002, ©2002 Wiley-Liss, Inc.

1. Nachdruck 2003

ISBN 3-540-43664-2 Springer-Verlag Berlin Heidelberg New York

Die Deutsche Bibliothek – CIP-Einheitsaufnahme
TNM-Klassifikation maligner Tumoren / Hrsg.: C. Wittekind ... Aus dem Engl. übers. von C. Wittekind ;
G. Wagner. - 6. Aufl.. - Berlin ; Heidelberg ; New York ; Barcelona ; Hongkong ; London ; Mailand ; Paris ;
Tokio : Springer, 2002
   Einheitssacht.: TNM classification of malignant tumours <dt.>
   ISBN 3-540-43664-2

Springer-Verlag Berlin Heidelberg New York
ein Unternehmen der BertelsmannSpringer Science + Business Media GmbH

http://www.springer.de/medizin

© Springer-Verlag Berlin Heidelberg 2003
Printed in Germany

Herstellung: PRO EDIT GmbH, 69126 Heidelberg
Umschlaggestaltung: design & production, 69121 Heidelberg
Gedruckt auf säurefreiem Papier   22/3111 - 5 4 3 2 1

Die sind weise zu nennen,
die Dinge in die rechte Ordnung bringen

Thomas von Aquin
Summa contra gentiles, Buch 1, Kapitel 1

Inhaltsverzeichnis

Vorwort

In dieser 6. Auflage der TNM-Klassifikationen blieben die meisten Tumoren gegenüber der 5. Auflage 1997[1] unverändert oder wurden nur gering verändert. Damit wurde der Basisphilosophie gefolgt, die Klassifikationen über einen längeren Zeitraum stabil zu halten.

Die Veränderungen und Modifikationen basieren auf neuen Daten zur Prognose und neuen Methoden zur Bestimmung der Prognose[2]. Einige der Veränderungen wurden bereits im TNM-Supplement[3] als Vorschläge publiziert. Unterstützende Daten rechtfertigen ihre Aufnahme in die 6. Auflage.

Bedeutsame Veränderungen dieser Auflage betreffen die Karzinome der Leber, der Gallengänge und des Pankreas, das Pleuramesotheliom, die Knochentumoren, das maligne Melanom der Haut, einige Augentumoren und die Klassifikation regionärer Lymphknoten bei Mammatumoren. Eingeschlossen sind nunmehr die Tumoren der Nasenhöhle. Einige Veränderungen wurden bei den Kopf-Hals-Tumoren vorgenommen. Die Risikofaktoren der trophoblastären Schwangerschaftstumoren wurden nach den Vorgaben der FIGO modifiziert. Neue Subkategorien wurden bei der Klassifikation von Magen- und Prostatatumoren eingeführt und in der Stadiengruppierung kolorektaler Karzinome. Ebenfalls eingeführt wurden Schemata zur Klassifikation des Schildwächterlymphknotens („sentinel lymph node") und von isolierten Tumorzellen in regionären Lymphknoten und in nichtregionären Lokalisationen. Die Definition des y-Symbols, welches für Fälle, die

---

[1] International Union against Cancer (UICC): Wittekind Ch, Wagner G (Hrsg) (1997) TNM-Klassifikation maligner Tumoren. 5. Auflage. Springer, Berlin Heidelberg New York.

[2] International Union against Cancer (UICC): Prognostic Factors in Cancer. 2nd edn. Gospodarowicz MK, Henson DE, Hutter RVP, Sobin LH (eds) (2001) Wiley, New York.

[3] International Union against Cancer (UICC): TNM Supplement. A commentary on uniform use. 2nd edn. Wittekind Ch, Hemson DE, Hutter RVP, Sobin LH (eds) (2001) Wiley, New York.

während oder nach einer neoadjuvanten multimodalen Therapie angewandt wird, wurde klarer dargestellt.

Wie bei der 5. Auflage stimmt die gesamte UICC-Klassifikation – Kriterien, Schreibweise und Stadiengruppierung – völlig mit der 6. Auflage des American Joint Committee on Cancer (AJCC)[4] überein. Dies ist das Ergebnis unserer Bestrebungen, nur einen Standard zu haben, und reflektiert die Bemühungen aller nationalen TNM-Komitees, auf diesem Gebiet Einheitlichkeit zu erzielen.

Inhaltliche Änderungen der vorliegenden 6. Auflage gegenüber der 5. Auflage sind durch eine Linie am linken Rand des Textes gekennzeichnet. Gleiches gilt für neue Klassifikationen von bisher nicht klassifizierten Tumoren.

Eine TNM-Homepage im Internet mit häufig gestellten Fragen und ein Formblatt für die Einreichung von Fragen oder Kommentaren zur TNM-Klassifikation kann unter *http://tnm.uicc.org* aufgesucht werden.

Das TNM Prognostic Factors Project Committee der UICC hat ein neues Verfahren institutionalisiert, um Vorschläge zur Verbesserung der TNM-Klassifikation zu evaluieren. Das Verfahren zielt auf eine kontinuierliche, systematische Verbesserung hin und besteht aus zwei Armen:

1) Verfahren zur Bearbeitung formaler Vorschläge von TNM-interessierten Forschern;
2) einer periodischen Literaturrecherche nach Artikeln, die Verbesserungen der TNM-Klassifikation zum Inhalt haben.

Die Autorenvorschläge und die Ergebnisse der Literaturrecherchen werden durch ein Expertenpanel der UICC und durch Mitglieder des TNM Prognostic Factors Project Committee ausgewertet werden. Das American Joint Committee on Cancer (AJCC) und alle anderen nationalen TNM-Komitees sollen an diesem Prozess teilnehmen. Detaillierte Angaben und eine Checkliste, die die Formulierung von Vorschlägen erleichtern soll, kann über *education@uicc.org* bezogen werden.

Es war für die Herausgeber im Auftrag des Deutschsprachigen TNM-Komitees (DSK-TNM) eine selbstverständliche Aufgabe, die

---

[4] Greene FL, Balch CM, Fleming ID, Fritz A, Haller DG, Morrow M, Page DL (eds) (2002) AJCC Cancer Staging Manual. TNM Classification of Malignant Tumours. 6th edn. Springer, New York.

6. Auflage zu übersetzen und sie damit auch in deutscher Sprache möglichst rasch allgemein zugänglich zu machen.

Das Deutschsprachige TNM-Komitee ist für Verbesserungsvorschläge und Kommentare der Benutzer sehr dankbar.

Im Auftrag des Deutschsprachigen TNM-Komitees

Leipzig und Solingen,   CH. WITTEKIND, H.-J. MEYER
im Februar 2002   und F. BOOTZ

Danksagungen

Unserer besonderer Dank gilt Herrn Prof. Dr. med. Dr. h.c. P. Hermanek für die konstruktive und unermüdliche Unterstützung auch bei der Neubearbeitung dieser 6. Auflage.

Dem Springer-Verlag und seinen Mitarbeitern ist für die zügige Drucklegung und die gediegene Ausstattung zu danken.

Abkürzungen

a	autoptisch
c	klinisch
C	C-Faktor (Diagnosesicherheit)
G	histopathologisches Grading
ICD-O	International Classification of Diseases for Oncology, 3. Aufl. 2000
ICD-O M	Morphologieabschnitt der ICD-O
ICD-O T	Topographieabschnitt der ICD-O
ITC	isolierte Tumorzellen
L	Lymphgefäßinvasion
m	multiple Tumoren
M	Fernmetastasen
N	regionäre Lymphknotenmetastasen
p	pathologisch
r	Rezidivtumor
R	Residualtumor nach Behandlung
T	Ausdehnung des Primärtumors
V	Veneninvasion
y	Klassifikation nach initialer multimodaler Therapie

Nationale Komitees und internationale Organisationen

AJCC	American Joint Committee on Cancer
BIJC	British Isles Joint TNM Classification Committee
CCCS	Canadian Committee on Cancer Staging
CNU-TNM	Comité Nacional Uruguayo TNM
DSK-TNM	Deutschsprachiges TNM-Komitee
EORTC	The European Organization for Research and Treatment of Cancer
FIGO	Fédération Internationale de Gynécologie et d'Obstétrique
FTNM	French TNM Group
IPSP	Italian Prognostic System Project
JJC	Japanese Joint Committee

Mitglieder der TNM-Komitees der UICC

1950 bestellte die UICC ein *Committee on Tumour Nomenclature and Statistics.* 1954 wurde dieses Komitee in *Committee on Clinical Stage Classification and Applied Statistics* umbenannt; seit 1966 nannte es sich *Committee on TNM Classification.* Unter Berücksichtigung neuer Prognosefaktoren wurde das Komitee 1994 in *TNM Prognostic Factor Project Committee* umbenannt.

Die in diesen Komitees tätigen bzw. tätig gewesenen Mitglieder sind nachfolgend aufgeführt:

Anderson, W. A. D.	USA
Baclesse, F.	Frankreich
Badellino, F.	Italien
Barajas-Vallejo, E.	Mexiko
Benedet, J.L.	Canada
Blinov, N.	UdSSR
Bucalossi, P.	Italien
Burn, I.	Vereinigtes Königreich
Bush, R. S.	Kanada
Carr, D. T.	USA
Copeland, M. M.	USA
Costachel, O.	Rumänien
Delafresnaye, L.	Belgien
Denis, L.	Belgien
Denoix, P.	Frankreich
Fischer, A. W.	Deutschland
Fleming, I.D.	USA
Gentil, F.	Brasilien
Ginsberg, R.	Kanada
Gospodarowicz, M.	Kanada
Greene, F.L.	USA
Hamperl, H.	Deutschland
Harmer, M. H.	Vereinigtes Königreich
Hayat, M.	Frankreich

Henson, D. E.	USA
Hermanek, P.	Deutschland
Hultberg, S.	Schweden
Hutter, R. V. P.	USA
Ichikawa, H.	Japan
Imai, T.	Japan
Ishikawa, S.	Japan
Junqueira, A. C. C.	Brasilien
Kasdorf, H.	Uruguay
Kottmeier, H. L.	Schweden
Koszarowski, T.	Polen
Levene, A.	Vereinigtes Königreich
Lima-Basto, E.	Portugal
Logan, W. P. D.	Vereinigtes Königreich
McWhirter, R.	Vereinigtes Königreich
Morgan, M.	Vereinigtes Königreich
Naruke, T.	Japan
O'Sullivan, B.	Kanada
Perazzo, D. L.	Argentinien
Perez-Modrego, S.	Spanien
Perry, I. H.	USA
Rakov, A. I.	UdSSR
Roxo-Nobre, M. O.	Brasilien
Sellers, A. H.	Kanada
Sobin, L. H.	USA
Spiessl, B.	Schweiz
Suemasu, K.	Japan
Van der Werf-Messing, B.	Niederlande
Wagner, R. I.	UdSSR
Watson, T. A.	Kanada
Wittekind, Ch.	Deutschland

Einleitung

Geschichte des TNM-Systems

Das TNM-System zur Klassifikation der malignen Tumoren wurde von P. Denoix (Frankreich) in den Jahren 1943–1952[1] entwickelt.

1950 bestellte die UICC ein *Committee on Tumour Nomenclature and Statistics*. Dieses Komitee griff für die Klassifikation der klinischen Stadien die vom Subcommittee der WHO zur Registrierung von Krebserkrankungen und ihrer statistischen Erfassung[2] vorgeschlagenen allgemeinen Definitionen der lokalen Ausdehnung maligner Tumoren auf.

1953 fand ein gemeinsames Treffen dieses Komitees und der vom Internationalen Radiologenkongress eingesetzten International Commission on Stage-Grouping in Cancer and Presentation of the Results of Treatment of Cancer statt. Man einigte sich dabei auf eine allgemeine Methode der Klassifikation nach der anatomischen Ausbreitung der Erkrankung unter Verwendung des TNM-Systems.

1954 gründete die Forschungskommission der UICC ein spezielles *Committee on Clinical Stage Classification and Applied Statistics,* um „die Studien auf diesem Gebiet fortzusetzen und die allgemeine Methode der Klassifikation auf Krebse aller Lokalisationen auszudehnen".

1958 veröffentlichte das Komitee seine ersten Empfehlungen für die klinische Stadieneinteilung des Brust- und Larynxkrebses und für die Darstellung der Behandlungsergebnisse[3]. Eine zweite Veröffentlichung im Jahr 1959 enthielt revidierte Vorschläge für die Klassifikation des Brustkrebses, deren klinische Anwendung und die Auswertung einer 5-Jahres-Periode (1960–1964)[4].

---

[1] P.F. Denoix: Bull Inst Natl Hyg (Paris) 1944, 1: 69; 1944, 2: 82; 1959, 5: 81; 1952, 7: 743.
[2] WHO Technical Report Series, Nr. 53, July 1952, pp. 47–48.
[3] International Union Against Cancer (UICC), Committee on Clinical Stage Classification and Applied Statistics: Clinical Stage Classification and Presentation of Results. Malignant Tumours of the Breast and Larynx. Paris, 1958.
[4] International Union Against Cancer (UICC), Committee on Stage Classification and Applied Statistics: Clinical Stage Classification and Presentation of Results. Malignant Tumours of the Breast. Paris, 1959.

Von 1960 bis 1967 veröffentlichte das Komitee 9 Broschüren mit Vorschlägen für die Klassifikation von 23 verschiedenen Lokalisationen maligner Tumoren. Darin wurde empfohlen, die Klassifikationsvorschläge für jede wichtige Lokalisation einer 5-jährigen prospektiven oder retrospektiven Feldstudie zu unterziehen.

1968 wurden diese Broschüren in einem Taschenbuch, dem „Livre de Poche"[5], zusammengefasst. Ein Jahr später erschien ein Ergänzungsband mit Empfehlungen für die Durchführung von Feldstudien, für die Darstellung von Endergebnissen sowie für die Bestimmung von Überlebensraten[6]. Das „Livre de Poche" wurde nach und nach in 11 Sprachen übersetzt.

1974 und 1978 erschienen die 2. und 3. Auflage[7, 8] mit Klassifikationen neuer anatomischer Bezirke und Verbesserungen früher veröffentlichter Klassifikationen. Die 3. Auflage wurde 1982 erweitert und überarbeitet. Hierbei wurden auch neue Klassifikationen für ausgewählte Tumoren im Kindesalter aufgenommen. Diese wurden in Zusammenarbeit mit der Société Internationale d'Oncologie Pédiatrique (SIOP) erarbeitet. Eine Klassifikation der Augentumoren wurde 1985 in einer eigenen Broschüre publiziert.

Im Verlauf der Jahre führten manche Benutzer Abwandlungen der Klassifikationsregeln bei einigen anatomischen Bezirken ein. Um dieser Entwicklung, einer Störung jeder Standardisierung, entgegenzuwirken, vereinbarten die nationalen TNM-Komitees 1982, eine einzig maßgebliche TNM-Klassifikation zu formulieren. Eine Reihe von Meetings wurde abgehalten, um die vorliegenden Klassifikationen zu vereinheitlichen und auf den neuesten Stand zu bringen; zudem sollten neue Klassifikationen entwickelt werden. Als Ergebnis dieser Bemühungen wurde die 4. Auflage der TNM-Klassifikation vorgelegt[9].

---

[5] International Union Against Cancer (UICC): TNM Classification of Malignant Tumours. Geneva 1968.

[6] International Union Against Cancer (UICC): TNM General Rules. Geneva 1969.

[7] International Union Against Cancer (UICC): TNM Classification of Malignant Tumours. 2nd edn. Geneva 1974.

[8] International Union Against Cancer (UICC): TNM Classification of Malignant Tumours. Harmer MH (ed) Geneva 1978, 3rd edn, enlarged and revised 1982.

[9] International Union Against Cancer (UICC): TNM Classification of Malignant Tumours. 4th edn. Hermanek P, Sobin LH (eds) Springer, Berlin Heidelberg New York 1987, revised 1992.

1993 veröffentlichte das *TNM Project Committee* das „TNM Supplement"[10]. Der Zweck dieses Buches war, die einheitliche Anwendung von TNM durch die Veröffentlichung von detaillierten Erklärungen mit praktischen Beispielen zu fördern. In diesem Buch waren auch Vorschläge für neue Klassifikationen enthalten sowie Optionen für die Weiterentwicklung bestehender Klassifikationen durch Unterteilung bestehender Kategorien. Eine 2. Auflage erschien 2001[11].

1995 veröffentlichte das *TNM Project Committee* das Buch „Prognostic Factors in Cancer"[12], eine Zusammenstellung und Diskussion von Prognosefaktoren bei Krebserkrankungen verschiedener Lokalisation. Eine 2. Auflage erschien 2001[13].

Die vorliegende 6. Auflage enthält Regeln für die Klassifikation und Stadiengruppierung, die genau denen der 6. Auflage des *AJCC Cancer Staging Manual (2002)*[14] entsprechen und die die Zustimmung aller nationalen TNM-Komitees haben. Diese sind zusammen mit den Namen der Mitglieder der mit dem TNM-System befassten UICC-Komitees auf den Seiten XXI–XXII aufgelistet.

Die UICC erkennt die Notwendigkeit der Beständigkeit der jeweiligen Auflage der TNM-Klassifikation, damit Daten in einheitlicher Weise und über eine angemessene Zeit hin gesammelt werden können. Entsprechend dieser Zielsetzung sollen die in diesem Taschenbuch publizierten Klassifikationen so lange unverändert bleiben, bis größere Fortschritte in Diagnose oder Behandlung für eine spezielle Lokalisation eine Überprüfung der derzeitigen Klassifikationen erforderlich machen.

Der Aufbau und die Weiterentwicklung eines allgemein anerkannten Klassifikationssystems können nur auf der Basis engster Zusam-

---

[10] International Union Against Cancer (UICC): TNM Supplement 1993. A commentary on uniform use. Hermanek P, Henson DE, Hutter RVP, Sobin LH, (eds) Springer, Berlin Heidelberg New York 1993.

[11] International Union Against Cancer (UICC): TNM Supplement. A commentary on uniform use. 2nd edn. Wittekind Ch, Henson DE, Hutter RVP, Sobin LH (eds) Wiley, New York 2001.

[12] International Union Against Cancer (UICC): Prognostic Factors in Cancer. Hermanek P, Gospodarowicz MK, Henson DE, Hutter RVP, Sobin LH (eds) Springer, Berlin Heidelberg New York 1995.

[13] International Union Against Cancer (UICC): Prognostic Factors in Cancer. 2nd edn. Gospodarowicz MK, Henson DE, Hutter RVP, O'Sullivan B, Sobin LH, Wittekind Ch (eds) Wiley, New York 2001.

[14] Greene FL, Balch CM, Fleming ID, Fritz A, Haller DG, Morrow M, Page DL (eds) (2002) AJCC Cancer Staging Manual, 6th edn. Springer, New York.

menarbeit aller nationalen und internationalen Komitees gelingen. Nur so ist eine einheitliche Sprache aller Onkologen beim Vergleich ihres klinischen Krankenguts und bei der Bewertung ihrer Behandlungsresultate zu erreichen. Nach wie vor bemüht sich die UICC um eine allgemeine Zustimmung zur Klassifikation der anatomischen Ausbreitung der Erkrankung.

Prinzipien des TNM-Systems

Aus der Erfahrung, dass die Überlebensraten bei lokalisierter Krebserkrankung höher liegen als bei Ausbreitung über das Ursprungsorgan hinaus, entwickelte sich die Praxis, Krebspatienten nach sog. Stadien in verschiedene Gruppen zu unterteilen. Diese Gruppen wurden häufig als „Früh-" bzw. „Spätfälle" bezeichnet, wobei eine stetige Progression in der Zeit impliziert wird. In Wirklichkeit kann das Stadium der Erkrankung zum Zeitpunkt der Diagnosestellung nicht nur die Wachstumsrate und die Ausdehnung der Geschwulst, sondern auch die Art des Tumors und die Tumor-Wirt-Beziehung widerspiegeln.

Die Einteilung des Krebses nach Stadien ist Tradition und zur Analyse mancher Patientengruppe nicht zu umgehen. Nach Meinung der UICC ist eine Einigung in Bezug auf die Registrierung exakter Angaben über die Tumorausbreitung für jede Lokalisation wünschenswert, da die genaue klinische Beschreibung und (wenn möglich) histopathologische Klassifikation maligner Neoplasmen mehreren Zielen dient, nämlich:

1. dem Kliniker bei der Behandlungsplanung zu helfen,
2. Hinweise auf die Prognose zu geben,
3. zur Auswertung der Behandlungsergebnisse beizutragen,
4. den Informationsaustausch zwischen Behandlungszentren zu erleichtern,
5. zur kontinuierlichen Erforschung der menschlichen Krebserkrankungen beizutragen.

Der Hauptzweck, der mit einer internationalen Einigung über die Klassifikation von Krebspatienten anhand der Krankheitsausbreitung verfolgt wird, besteht jedoch darin, eine Methode bereitzustellen, die es erlaubt, klinische Erfahrungen anderen auf eindeutige Weise mitzuteilen.

Es gibt viele Grundlagen oder Achsen einer Klassifikation, z. B. der anatomische Sitz sowie die klinische und pathoanatomische Ausbreitung der Erkrankung, die anamnestische Dauer der Beschwerden oder Symptome, Geschlecht und Alter des Patienten, der histologische Typ und Differenzierungsgrad. Alle diese Parameter repräsentieren Variable, die bekanntermaßen einen Einfluss auf den weiteren Verlauf der Erkrankung haben können. Das TNM-System behandelt in erster Linie die Klassifikation nach der klinisch und – falls möglich – histopathologisch bestimmten anatomischen Ausbreitung der Erkrankung.

Der Kliniker hat vordringlich die Prognose zu beurteilen und eine Entscheidung hinsichtlich der wirkungsvollsten Behandlung zu treffen. Diese Beurteilung und diese Entscheidung erfordern – unter anderem – eine genaue Bestimmung der anatomischen Ausbreitung der Erkrankung. Die Maxime muss sein: Weg von der Stadiengruppierung („Staging") und hin zu einer sinnvollen Befundbeschreibung, an die sich später eine Zusammenfassung in bestimmte Gruppen anschließen kann.

Um die genannten Anforderungen zu erfüllen, benötigen wir ein Klassifikationssystem, das

1. in seinen grundlegenden Prinzipien ungeachtet der Behandlung auf alle anatomischen Bezirke anwendbar ist und
2. spätere Ergänzungen durch Informationen, die erst durch histopathologische Untersuchung und/oder chirurgische Eingriffe erhältlich sind, zulässt.

Das TNM-System entspricht diesen Erfordernissen.

Allgemeine Regeln des TNM-Systems („General Rules")

Das TNM-System zur Beschreibung der anatomischen Ausbreitung der Erkrankung beruht auf der Feststellung der 3 Komponenten:
T – Ausbreitung des Primärtumors
N – Fehlen oder Vorhandensein und Ausbreitung von regionären Lymphknotenmetastasen
M – Fehlen oder Vorhandensein von Fernmetastasen

Durch Hinzufügen von Ziffern zu diesen 3 Komponenten wird die Ausbreitung der malignen Erkrankung angezeigt:
- T0, T1, T2, T3, T4
- N0, N1, N2, N3
- M0, M1

Im Grunde ist das System eine „Kurzschrift" zur Beschreibung der Ausdehnung eines bestimmten malignen Tumors.

Grundregeln, die sich auf alle anatomischen Bezirke anwenden lassen

1. Alle Fälle sollen mikroskopisch bestätigt sein. Alle nicht auf diese Weise verifizierten Fälle müssen gesondert aufgeführt werden.
2. Für jede Lokalisation werden 2 Klassifikationen beschrieben:
   a) *Klinische Klassifikation* (prätherapeutische klinische Klassifikation), bezeichnet als TNM (oder cTNM). Sie basiert auf vor der Behandlung erhobenen Befunden. Solche ergeben sich aufgrund von klinischer Untersuchung, bildgebenden Verfahren, Endoskopie, Biopsie, chirurgischer Exploration und anderen relevanten Untersuchungen.
   b) *Pathologische Klassifikation* (postoperative histopathologische Klassifikation), bezeichnet als pTNM. Bei dieser Klassifikation wird der vor der Behandlung festgestellte Befund ergänzt oder abgeändert durch Erkenntnisse, die beim chirurgischen Eingriff und durch die pathologische Untersuchung gewonnen werden.
   Die pathologische Beurteilung des Primärtumors (pT) erfordert eine Resektion des Primärtumors oder Biopsien, die zur Bestimmung der höchsten pT-Kategorie adäquat sind.
   Die pathologische Beurteilung der regionären Lymphknoten (pN) erfordert die Entfernung von Lymphknoten in einem Ausmaß, das die Aussage über das Fehlen regionärer Lymphknotenmetastasen (pN0) verlässlich macht und andererseits zur Bestimmung der höchsten pN-Kategorie ausreicht.
   Die pathologische Feststellung von Fernmetastasen (pM) erfordert die mikroskopische Untersuchung.
3. Nach der Festlegung von T-, N- und M- und/oder pT-, pN- und pM-Kategorien können diese zu Stadien gruppiert werden. TNM-Klassifikation und Stadieneinteilung müssen, einmal festgesetzt, in den medizinischen Aufzeichnungen unverändert bleiben. Das klinische Stadium ist wesentlich für die Wahl und die Beurteilung von Therapieverfahren ohne Tumorresektion, das pathologische Stadium liefert die genauesten Daten zur Abschätzung der Prognose und zur Berechnung der Behandlungsergebnisse.
4. Bestehen im Einzelfall Zweifel bezüglich der korrekten Zuordnung zu der T-, N- und M-Kategorie, soll die niedrigere, d.h. weniger

fortgeschrittene Kategorie gewählt werden. Dies soll auch bei der Stadiengruppierung berücksichtigt werden.

5. Im Falle multipler simultaner Tumoren in einem Organ soll der Tumor mit der höchsten T-Kategorie klassifiziert und die Multiplizität oder die Anzahl der Tumoren in Klammern angegeben werden, z. B. T2(m) oder T2(5). Bei simultanen bilateralen Krebsen paariger Organe soll jeder Tumor für sich klassifiziert werden.

   Bei Tumoren der Leber, des Ovars und des Eileiters ist der Faktor Multiplizität ein Kriterium der T-Klassifikation.

6. Definitionen der TNM-Klassifikation und der Stadiengruppierungen können für klinische oder wissenschaftliche Zwecke erweitert („teleskopisch ramifiziert") werden, solange die vorgegebenen Definitionen nicht geändert werden. So kann jedes T, N oder M in Untergruppen, z. B. T2a, T2b und T2c, unterteilt werden.

Anatomische Regionen und Bezirke

Die Lokalisationen werden in dieser Klassifikation nach den Code-Nummern der Internationalen Klassifikation der Krankheiten für die Onkologie (ICD-O, 3. Aufl., World Health Organization 2000) aufgelistet[15].

Die Beschreibung jeder Region bzw. jedes Bezirkes gliedert sich in folgende Abschnitte

- Regeln zur Klassifikation mit den Verfahren für die Bestimmung der T-, N- und M-Kategorien
- Anatomische Bezirke bzw. Unterbezirke, falls erforderlich
- Definition der regionären Lymphknoten
- TNM: klinische Klassifikation
- pTNM: pathologische Klassifikation
- G: histopathologisches Grading
- Stadiengruppierung
- Kurzfassung

---

[15] Fritz A, Percy C, Jack A, Shanmugaratnam K, Sobin LH, Parkin DM, Whelan S (eds) WHO International Classification of Diseases for Oncology ICD-O, 3rd edn. WHO, Geneva 2000.

TNM: Klinische Klassifikation

Folgende allgemeine Definitionen werden stets angewendet:

T – Primärtumor

TX   Primärtumor kann nicht beurteilt werden
T0   Kein Anhalt für Primärtumor
Tis   Carcinoma in situ

T1, T2, T3, T4   Zunehmende Größe und/oder lokale Ausdehnung des Primärtumors

N – Regionäre Lymphknoten

NX   Regionäre Lymphknoten können nicht beurteilt werden
N0   Keine regionären Lymphknotenmetastasen
N1, N2, N3   Zunehmender Befall regionärer Lymphknoten

▶ **Anmerkungen**
Direkte Ausbreitung des Primärtumors in Lymphknoten wird als Lymphknotenmetastase klassifiziert.
    Metastasen in anderen Lymphknoten als den regionären werden als Fernmetastasen klassifiziert.

M – Fernmetastasen

MX   Fernmetastasen können nicht beurteilt werden
M0   Keine Fernmetastasen
M1   Fernmetastasen

Die Kategorie M1 kann wie folgt spezifiziert werden:

Lunge	PUL	Knochenmark	MAR
Knochen	OSS	Pleura	PLE
Leber	HEP	Peritoneum	PER
Hirn	BRA	Nebenniere	ADR
Lymphknoten	LYM	Haut	SKI
Andere Organe	OTH		

Unterteilung von TNM

Manche Hauptkategorien sind dort, wo eine größere Spezifität benötigt wird, weiter unterteilt (z. B. T1a, T1b oder N2a, N2b).

ptNM: Pathologische Klassifikation

Folgende allgemeine Definitionen werden stets angewendet:

pT – Primärtumor

pTX   Primärtumor kann histologisch nicht beurteilt werden
pT0   Kein histologischer Anhalt für Primärtumor
pTis Carcinoma in situ

pT1, pT2, pT3, pT4   Zunehmende Größe und/oder lokale Ausdehnung des Primärtumors bei histologischer Untersuchung

pN – Regionäre Lymphknoten

pNX Regionäre Lymphknoten können histologisch nicht beurteilt werden
pN0 Histologisch keine Lymphknotenmetastasen
pN1, pN2, pN3   Zunehmender Befall regionärer Lymphknoten bei histologischer Untersuchung

▶ **Anmerkungen**
1. Direkte Ausbreitung des Primärtumors in Lymphknoten wird als Lymphknotenmetastase klassifiziert.
2. Ein *makroskopisch* erkennbares Tumorknötchen im Bindegewebe eines Lymphabflussgebietes ohne histologisch erkennbare Residuen eines Lymphknotens, wird in der pN-Kategorie klassifiziert, wenn es die Form und die glatte Kontur eines Lymphknotens aufweist. Ein Tumorknötchen mit unregelmäßiger Kontur wird in der pT-Kategorie klassifiziert. Es kann auch als venöse Invasion klassifiziert werden (V-Klassifikation).
3. Wenn die Größe ein Kriterium der pN-Klassifikation ist, wird die Größe der Metastase(n) gemessen und nicht die Größe des Lymphknotens.
4. Fälle, bei denen nur Mikrometastasen vorliegen, d. h. Metastasen, die 0,2 cm oder kleiner sind, können durch den Zusatz (mi) kenntlich gemacht werden, z. B. pN1(mi) oder pN2(mi).

Schildwächterlymphknoten („Sentinel Lymph Node")

Der Schildwächterlymphknoten ist der erste Lymphknoten, der die abfließende Lymphe des Primärtumors aufnimmt. Wenn er Metastasen enthält, ist dies ein Hinweis, dass andere (nachgeschaltete) Lymphknoten ebenfalls Metastasen enthalten. Wenn er keine Metastasen enthält, ist es wenig wahrscheinlich, dass andere (nachgeschaltete) Lymphknoten Metastasen enthalten. Gelegentlich kann mehr als ein Schildwächterlymphknoten vorkommen.

Folgende Bezeichnungen sind anwendbar, wenn eine Klassifikation des Schildwächterlymphknoten angestrebt wird:

pNX (sn) Schildwächterlymphknoten kann histologisch nicht beurteilt werden

pN0 (sn) Histologisch keine Lymphknotenmetastasen

pN1 (sn) Befall des (der) Schildwächterlymphknoten

Isolierte Tumorzellen

Unter isolierten Tumorzellen (ITC) versteht man einzelne Tumorzellen oder kleine Kluster von Zellen, die nicht größer als 0,2 mm im Durchmesser sind und die üblicherweise durch immunhistochemische oder molekularbiologische Methoden entdeckt werden, aber auch mit der HE-Färbung nachgewiesen werden können. Isolierte Tumorzellen zeigen typischerweise nicht Eigenschaften von Metastasen (z. B. Proliferation oder eine Stromareaktion) und keine Penetration von Blut- und Lymphgefäßwänden. Fälle mit isolierten Tumorzellen in regionären Lymphknoten oder in nicht regionärer Lokalisation sollen als N0 oder M0 klassifiziert werden. Diese Regel gilt auch für Fälle mit Befunden, die darauf hinweisen, dass Tumorzellen oder Komponenten von ihnen, die durch nichtmorphologische Techniken wie Durchflusszytometrie oder DNA-Analyse nachgewiesen werden konnten, vorhanden sind. Diese Fälle sollten gesondert ausgewertet werden[16].

Folgende Klassifikation sollte angewendet werden:

pN0   Histologisch keine Lymphknotenmetastasen, keine Untersuchung zum Nachweis isolierter Tumorzellen

---

[16] Hermanek P, Hutter RVP, Sobin LH, Wittekind Ch (1999) Classification of isolated tumor cells and micrometastasis. Cancer 86: 2668–2673

pN0(i–)	Histologisch keine Lymphknotenmetastasen, kein morphologischer Nachweis von isolierten Tumorzellen
pN0(i+)	Histologisch keine Lymphknotenmetastasen, morphologischer Nachweis von isolierten Tumorzellen
pN0(mol–)	Histologisch keine Lymphknotenmetastasen, kein nichtmorphologischer Nachweis von isolierten Tumorzellen
pN0(mol+)	Histologisch keine Lymphknotenmetastasen, nichtmorphologischer Nachweis von isolierten Tumorzellen

pM – Fernmetastasen

pMX	Fernmetastasen können mikroskopisch nicht beurteilt werden
pM0	Mikroskopisch keine Fernmetastasen
pM1	Mikroskopisch Fernmetastasen

Die Kategorie pM1 kann in gleicher Weise wie M1 weiterspezifiziert werden (s. S. 8).

Der Nachweis isolierter Tumorzellen mit morphologischen Techniken, z. B. im Knochenmark, wird analog wie bei N klassifiziert, z. B. M0(i+). Für nichtmorphologische Techniken soll „mol" als Addendum zu M0 hinzugefügt werden, z. B. M0(mol+).

Unterteilung von pTNM

Manche Hauptkategorien sind dort, wo eine größere Spezifität benötigt wird, weiter unterteilt (z. B. pT1a, pT1b oder pN2a, pN2b).

Histopathologisches Grading

Bei den meisten anatomischen Lokalisationen kann eine weitere Information über den Primärtumor unter folgender Rubrik festgehalten werden:

G – Histopathologisches Grading

| GX | Differenzierungsgrad kann nicht bestimmt werden |
| G1 | Gut differenziert |

G2   Mäßig differenziert
G3   Schlecht differenziert
G4   Undifferenziert

▶ **Anmerkung**

Grad 3 und 4 können in manchen Fällen zu „G3–4", („Schlecht differenziert/Undifferenziert") zusammengefasst werden.

Bei den Klassifikationen von Knochen- und Weichteilsarkomen werden auch die Begriffe hochgradig („high-grade") und niedriggradig („low-grade") verwendet.

Spezielle Gradingsysteme werden für Tumoren der Leber, der Mamma und des Corpus uteri empfohlen.

▶ **Anmerkung der Übersetzer**

Im Dokumentationssystem der Arbeitsgemeinschaft Deutscher Tumorzentren[17] ist in Übereinstimmung mit der Internationalen Histologischen Klassifikation der WHO auch die Zusammenfassung von G1 und G2 zu „low grade" und von G3 und G4 zu „high grade" vorgesehen. Eine solche Unterteilung wurde auch in einer 2. Auflage als Online-Version beibehalten[18].

Zusätzliche Kennzeichen

Zur Kennzeichnung von speziellen Fällen in der TNM- oder pTNM-Klassifikation werden die Symbole a, m, r und y benutzt. Diese Kennzeichen beeinflussen die Stadiengruppierung nicht; sie zeigen aber Fälle an, die eine gesonderte Analyse erfordern.

a-Symbol

Das Symbol „a" kennzeichnet Fälle, bei denen die Klassifikation erst anlässlich einer Autopsie erfolgte.

---

[17] Wagner G, Hermanek P (1995) Organspezifische Tumordokumentation – Prinzipien und Verschlüsselungsanweisungen für Klinik und Praxis. Arbeitsgemeinschaft Deutscher Tumorzentren (ADT) – Tumordokumentation in Klinik und Praxis, Bd 2. Springer, Berlin Heidelberg New York.
[18] Wagner G, Hermanek P, Wittekind Ch, Sinn HP (2002) Organspezifische Tumordokumentation – Prinzipien und Verschlüsselungsanweisungen für Klinik und Praxis. 2. Aufl. Online-Version: Deutsche Krebsgesellschaft, Frankfurt (Main). *http://www.krebsgesellschaft.de*.

m-Symbol

Das Suffix „m", in Klammern gesetzt, wird benutzt, um multiple Primärtumoren in einem anatomischen Bezirk anzuzeigen (Näheres s. „Allgemeine Regeln", S. 7).

r-Symbol

Rezidivtumoren nach krankheitsfreiem Intervall werden durch das Präfix „r" gekennzeichnet (z. B. rT2N0M0 oder rpT3pN1pMX).

y-Symbol

Wenn die Klassifikation während oder nach initialer multimodaler Therapie erfolgt, werden die TNM- oder pTNM-Kategorien durch das Präfix „y" gekennzeichnet (z. B. yT2N1M0 oder ypT2pN2pM0). Das ycTNM oder ypTNM kennzeichnet die Ausdehnung des Tumors, die tatsächlich während des Zeitpunktes der Untersuchung nachweisbar ist. Die Zusatzbezeichnung „y" soll nicht dazu dienen, die mögliche Ausdehnung eines Tumors vor einer multimodalen Therapie abzuschätzen.

Fakultative Deskriptoren

L – Lymphgefäßinvasion

LX Lymphgefäßinvasion kann nicht beurteilt werden
L0 Keine Lymphgefäßinvasion
L1 Lymphgefäßinvasion

V – Veneninvasion

VX Veneninvasion kann nicht beurteilt werden
V0 Keine Veneninvasion
V1 Mikroskopische Veneninvasion
V2 Makroskopische Veneninvasion

▶ **Anmerkung**

Makroskopischer Befall der Wand einer Vene (ohne Tumor im Lumen) wird als V2 klassifiziert.

C-Faktor

Der C-Faktor (C = Abkürzung von „Certainty" = Diagnosesicherheit) drückt die von den verwendeten diagnostischen Methoden abhängige Zuverlässigkeit der Klassifikation aus. Seine Verwendung ist fakultativ. Die Definitionen des C-Faktors sind:

C1 Aussage aufgrund von diagnostischen Standardmethoden, z. B. Inspektion, Palpation und Standardröntgenaufnahmen, intraluminale Endoskopie bei bestimmten Organen

C2 Aussage aufgrund spezieller diagnostischer Maßnahmen, z. B. bildgebender Verfahren: Röntgenaufnahmen in speziellen Projektionen, Schichtaufnahmen, Computertomographie (CT), Sonographie, Lymphographie, Angiographie; nuklearmedizinische Untersuchungen; Kernspintomographie (MRT); Endoskopie, Biopsie und Zytologie

C3 Aussage aufgrund chirurgischer Exploration einschließlich Biopsie und zytologischer Untersuchung

C4 Aussage nach definitiver chirurgischer Behandlung und pathologischer Untersuchung des Tumorresektats

C5 Aussage aufgrund einer Autopsie

Der C-Faktor wird hinter die Kategorien T, N und M gesetzt.
Ein Fall kann z. B. beschrieben werden als T3C2, N2C1, M0C2.

Die klinische TNM-Klassifikation entspricht den verschiedenen Sicherheitsgraden C1, C2 und C3, die pathologische Klassifikation i. allg. der C4-Kategorie.

▶ **Anmerkung der Übersetzer**

Beim pathologischen TNM ist die Angabe eines C-Faktors ohne Bedeutung und kann entfallen, da nach den allgemeinen Regeln des TNM-Systems (S. 6) festgelegt ist, welche Voraussetzungen für die Klassifikation von pT, pN und pM erfüllt sein müssen.

Residualtumor- (R-)Klassifikation

Das Fehlen oder Vorhandensein von Residualtumor (Resttumor) nach Behandlung wird durch die R-Klassifikation beschrieben[1]. TNM und pTNM beschreiben die anatomische Ausbreitung des Tumors (ausgenommen beim Retinoblastom) ohne Berücksichtigung der Behandlung. Sie können ergänzt werden durch die R-Klassifikation, die den Tumorstatus nach Behandlung erfasst. Sie spiegelt die Effekte der Therapie wider, beeinflusst das weitere therapeutische Vorgehen und liefert die zuverlässigsten Voraussagen zur Prognose.

Die Definitionen der R-Klassifikation sind:

RX   Vorhandensein von Residualtumor kann nicht beurteilt werden
R0   Kein Residualtumor
R1   Mikroskopischer Residualtumor
R2   Makroskopischer Residualtumor

▶ **Anmerkung der Übersetzer**

[1] Die R-Klassifikation ist aus historischen Gründen nicht obligater Bestandteil der TNM-Klassifikation. Aufgrund ihrer prognostischen Bedeutung ist sie aber, insbesondere nach chirurgischer Therapie, unerlässlich und daher auch im Dokumentationssystem der ADT und der Deutschen Krebsgesellschaft als essenzieller Bestandteil der Tumorklassifikation neben der Erfassung der anatomischen Tumorausbreitung durch die TNM-Kategorien zwingend vorgesehen.

Stadiengruppierung

Die Klassifikation durch das TNM-System erlaubt eine genügend präzise Beschreibung und Dokumentation der anatomischen Ausdehnung der Erkrankung. Bei 4 Kategorien von T, 3 Kategorien von N und 2 Kategorien von M stehen 24 TNM-Kategorien zur Verfügung. Wenn keine großen Fallzahlen vorliegen, ist es für die Tabellierung und die Analyse notwendig, diese Kategorien in eine günstige Anzahl von (p)TNM-Stadien zusammenzufassen.

Das Carcinoma in situ wird als Stadium 0 bezeichnet, Fälle mit Fernmetastasen als Stadium IV (ausgenommen papilläres und follikuläres Schilddrüsenkarzinom, trophoblastäre Schwangerschaftstumoren und Hodentumoren).

Die Stadiengruppierung soll so gut wie möglich sicherstellen, dass jede Gruppe in sich in Bezug auf die Überlebensrate mehr oder weniger homogen ist und dass sich für die jeweilige Krebslokalisation die Überlebensraten verschiedener Gruppen unterscheiden.

Wenn bei der pathologischen Stadiengruppierung genügend Gewebe entfernt worden ist, um die jeweils höchste T/pT- und N/pN-

Kategorie festzulegen, kann ein M1 entweder klinisch (cM1) oder pathologisch (pM1) festgelegt werden. Falls jedoch nur eine einzige Fernmetastase mikroskopisch gesichert wurde, entspricht dies einer pathologischen Klassifikation (pM1) und ermöglicht eine pathologische Stadiengruppierung.

Kurzfassung der TNM-Definitionen

Als Erinnerungshilfe oder Nachschlagemöglichkeit sind am Ende jedes anatomischen Bezirks die wesentlichen Unterscheidungskriterien zusammengefasst. Diese abgekürzten Definitionen sind nicht vollständig und wollen dies auch nicht sein; die ausführlichen Definitionen sollten stets zur Beurteilung mit herangezogen werden.

Verwandte Klassifikationen

Seit 1958 hat sich die Weltgesundheitsorganisation (WHO) mit einem Programm zur Erarbeitung international akzeptabler Kriterien für die histologische Tumordiagnostik beschäftigt. Daraus entwickelte sich eine *International Histological Classification of Tumours*, die in einer illustrierten 25bändigen Serie die Definitionen der Tumortypen und die vorgeschlagene Nomenklatur enthält. Eine neue Serie, *WHO Classification of Tumours – Pathology and Genetics of Tumours*, setzt diese Bemühungen fort. Diese Publikationen können online bestellt werden unter der Adresse *www.iarc.fr/who-bluebooks/* oder durch E-Mail: *iarcpress@who.int*.

Die *WHO International Classification of Diseases for Oncology (ICD-O)* (s. Fußnote S. 7) wurde als Code-System für Topographie und Morphologie sowie das Verhalten (z. B. maligne, benigne) von Neoplasmen entwickelt. Diese kodierte Nomenklatur ist identisch mit dem Tumormorphologieteil in der *Systematized Nomenclature of Medicine* (SNOMED)[19].

Im Interesse der Förderung der nationalen und internationalen Zusammenarbeit in der Krebsforschung und vor allem, um die Koope-

---

[19] SNOMED International: The systematized nomenclature of human and veterinary medicine, Northfield, III: College of American Pathologists, *http://snomed.org*.

ration bei klinischen Forschungen zu erleichtern, wird empfohlen, die *WHO Classification of Tumours* zur Klassifikation und Definition der Tumortypen und den ICD-O-Code entsprechend dem Tumorhistologieschlüssel für die Datenverarbeitung zu verwenden.

Inhaltliche Änderungen der vorliegenden 6. Auflage gegenüber der 5. Auflage sind durch eine Linie am linken Rand des Textes gekennzeichnet. Gleiches gilt für neue Klassifikationen von bisher nicht klassifizierten Tumoren.

Kopf- und Halstumoren

Einführende Bemerkungen

Folgende anatomische Bezirke werden klassifiziert:
- Lippe, Mundhöhle
- Pharynx: Oropharynx, Nasopharynx, Hypopharynx
- Larynx: Supraglottis, Glottis, Subglottis
- Kieferhöhle
- Nasenhöhle, Siebbeinzellen
- Große Speicheldrüse(n)
- Schilddrüse

Karzinome der kleinen Speicheldrüsen des oberen Aero-Digestiv-Traktes werden nach den Regeln für Tumoren klassifiziert, die von diesen Regionen ausgehen, z. B. Mundhöhle

Jeder anatomische Bezirk wird nach folgendem Schema beschrieben

- Regeln zur Klassifikation mit den Verfahren für die Bestimmung der T-, N- und M-Kategorien. Zusätzliche Methoden zur Erhöhung der Genauigkeit der Bestimmung vor Behandlung können benutzt werden
- Anatomische Bezirke und Unterbezirke, falls erforderlich
- Definition der regionären Lymphknoten
- TNM: Klinische Klassifikation
- pTNM: Pathologische Klassifikation
- G: Histopathologisches Grading
- Stadiengruppierung
- Kurzfassung

Regionäre Lymphknoten

Die Definitionen der N-Kategorien für alle Kopf- und Halsbezirke außer Nasopharynx und Schilddrüse sind gleich.

In der Mittellinie gelegene Lymphknoten gelten als ipsilateral, außer bei der Schilddrüse.

Fernmetastasen

Die Definitionen der M-Kategorien für alle Kopf- und Halsregionen sind gleichlautend.

Die Kategorien M1 und pM1 können wie folgt spezifiziert werden:

Lunge	PUL	Knochenmark	MAR
Knochen	OSS	Pleura	PLE
Leber	HEP	Peritoneum	PER
Hirn	BRA	Nebenniere	ADR
Lymphknoten	LYM	Haut	SKI
Andere Organe	OTH		

Histopathologisches Grading

Die Definitionen der G-Kategorien gelten für alle Kopf- und Halslokalisationen, ausgenommen die Schilddrüse.

G: Histopathologisches Grading

GX	Differenzierungsgrad kann nicht bestimmt werden
G1	Gut differenziert
G2	Mäßig differenziert
G3	Schlecht differenziert
G4	Undifferenziert

R-Klassifikation

Das Fehlen oder Vorhandensein von Residualtumor nach Behandlung wird durch die R-Klassifikation beschrieben. Die folgenden Definitionen gelten für alle Kopf- und Halslokalisationen:

RX   Vorhandensein von Residualtumor kann nicht beurteilt werden
R0   Kein Residualtumor
R1   Mikroskopischer Residualtumor
R2   Makroskopischer Residualtumor

Lippen und Mundhöhle
(ICD-O C00, C02-C06)

Regeln zur Klassifikation

Die Klassifikation gilt nur für Karzinome des Lippenrots und für Karzinome der Mundhöhle einschließlich jener der kleinen Speicheldrüsen. Histologische Diagnosesicherung ist erforderlich.

Verfahren zur Bestimmung der T-, N- und M-Kategorien sind:

T-Kategorien: Klinische Untersuchung und bildgebende Verfahren
N-Kategorien: Klinische Untersuchung und bildgebende Verfahren
M-Kategorien: Klinische Untersuchung und bildgebende Verfahren

Anatomische Bezirke und Unterbezirke

Lippe
1. Oberlippe, Lippenrot (C00.0)
2. Unterlippe, Lippenrot (C00.1)
3. Mundwinkel (C00.6)

Mundhöhle
1. Mundschleimhaut
   a) Schleimhaut der Ober- und Unterlippe (C00.3, 4)
   b) Wangenschleimhaut (C06.0)
   c) Retromolargegend (C06.2)
   d) Sulcus buccomandibularis und -maxillaris (C06.1)
2. Oberer Alveolarfortsatz und Gingiva (C03.0)
3. Unterer Alveolarfortsatz und Gingiva (C03.1)
4. Harter Gaumen (C05.0)
5. Zunge
   a) Zungenrücken und Zungenrand vor den Papillae vallatae (vordere 2/3) (C02.0, 1)
   b) Zungenunterseite (C02.2)
6. Mundboden (C04)

Regionäre Lymphknoten

Regionäre Lymphknoten sind die Halslymphknoten.

TNM: Klinische Klassifikation

T–Primärtumor

TX	Primärtumor kann nicht beurteilt werden
T0	Kein Anhalt für Primärtumor
Tis	Carcinoma in situ

T1   Tumor 2 cm oder weniger in größter Ausdehnung

T2   Tumor mehr als 2 cm, aber nicht mehr als 4 cm in größter Ausdehnung

T3   Tumor mehr als 4 cm in größter Ausdehnung

T4a   *Lippe:* Tumor infiltriert durch kortikalen Knochen, den N. alveolaris inferior, in Mundhöhlenboden oder in Haut (Kinn oder Nase)

T4a   *Mundhöhle:* Tumor infiltriert durch kortikalen Knochen in äußere Muskulatur der Zunge (M. genioglossus, M. hyoglossus, M. palatoglossus und M. styloglossus), Kieferhöhle oder Gesichtshaut

T4b   *Lippe und Mundhöhle:* Tumor infiltriert Spatium masticatorium, Processus pterygoideus oder Schädelbasis oder umschließt die A. carotis interna

▶ **Anmerkung**
Eine nur oberflächliche Erosion des Knochens oder eines Zahnfaches durch einen Primärtumor der Gingiva berechtigt nicht zur Einordnung eines Tumor als T4.

N–Regionäre Lymphknoten

NX   Regionäre Lymphknoten können nicht beurteilt werden

N0   Keine regionären Lymphknotenmetastasen

N1   Metastase(n) in solitärem ipsilateralem Lymphknoten, 3 cm oder weniger in größter Ausdehnung

N2   Metastase(n) in solitärem ipsilateralem Lymphknoten, mehr als 3 cm, aber nicht mehr als 6 cm in größter Ausdehnung oder in multiplen ipsilateralen Lymphknoten, keiner mehr als 6 cm in größter Ausdehnung oder in bilateralen oder kontralateralen Lymphknoten, keiner mehr als 6 cm in größter Ausdehnung

N2a   Metastase(n) in solitärem ipsilateralem Lymphknoten, mehr als 3 cm, aber nicht mehr als 6 cm in größter Ausdehnung

N2b   Metastasen in multiplen ipsilateralen Lymphknoten, keiner mehr als 6 cm in größter Ausdehnung

N2 c   Metastasen in bilateralen oder kontralateralen Lymphknoten, keiner mehr als 6 cm in größter Ausdehnung

N3   Metastase(n) in Lymphknoten, mehr als 6 cm in größter Ausdehnung

▶ **Anmerkung**
In der Mittellinie gelegene Lymphknoten gelten als ipsilateral.

M–Fernmetastasen

MX   Fernmetastasen können nicht beurteilt werden
M0   Keine Fernmetastasen
M1   Fernmetastasen

pTNM: Pathologische Klassifikation

Die pT-, pN- und pM-Kategorien entsprechen den T-, N- und M-Kategorien.

pN0 Selektive Neck-Dissektion und histologische Untersuchung üblicherweise von 6 oder mehr Lymphknoten oder radikale oder modifiziert-radikalen Neck-Dissektion und histologische Untersuchung üblicherweise von 10 oder mehr Lymphknoten.

Wenn die untersuchten Lymphknoten tumorfrei sind, aber die Zahl der üblicherweise untersuchten Lymphknoten nicht erreicht wird, soll pN0 klassifiziert werden.

Wenn die Größe ein Kriterium für die pN-Klassifikation ist, werden die Metastasen, nicht die Lymphknoten gemessen.

G: Histopathologisches Grading

Siehe Definitionen S. 20.

Stadiengruppierung

Stadium 0	Tis	N0	M0
Stadium I	T1	N0	M0
Stadium II	T2	N0	M0
Stadium III	T1, T2	N1	M0
	T3	N0, N1	M0
Stadium IVA	T1, T2, T3	N2	M0
	T4a	N0, N1, N2	M0
Stadium IVB	Jedes T	N3	M0
	T4b	Jedes N	M0
Stadium IVC	Jedes T	Jedes N	M1

Kurzfassung

Lippe, Mundhöhle	
T1	≤ 2 cm
T2	> 2 bis 4 cm
T3	> 4 cm
T4a	**Lippe:** durch kortikalen Knochen, N. alveolaris inferior Mundboden, Haut **Mundhöhle:** durch kortikalen Knochen, äußere Muskulatur der Zunge, Kieferhöhle, Haut
T4b	Spatium masticatorium, Processus pterygoideus, Schädelbasis, A. carotis interna
N1	Ipsilateral solitär ≤ 3 cm
N2a	Ipsilateral solitär > 3–6 cm
N2b	Ipsilateral multipel ≤ 6 cm
N2b	Bilateral, kontralateral ≤ 6 cm
N3	> 6 cm

Pharynx
(ICD-O C01, C05.1, 2, C09, C10.0, 2, 3, C11–13)

Regeln zur Klassifikation

Die Klassifikation gilt nur für Karzinome. Histologische Diagnosesicherung ist erforderlich.

Verfahren zur Bestimmung der T-, N- und M-Kategorien sind:

T-Kategorien: Klinische Untersuchung, Endoskopie und bildgebende
  Verfahren
N-Kategorien: Klinische Untersuchung und bildgebende Verfahren
M-Kategorien: Klinische Untersuchung und bildgebende Verfahren

Anatomische Bezirke und Unterbezirke

Oropharynx *(C01, C05.1,2, C09.0,1,9, C10.0,2,3)*
1. Vorderwand (glossoepiglottische Region)
   a) Zungengrund (hinter den Papillae circumvallatae oder hinteres
      Drittel) (C01)
   b) Vallecula (C10.0)
2. Seitenwand (C10.2)
   a) Tonsillen (C09.9)
   b) Fossa tonsillaris (C09.0) und Gaumenbögen (C09.1)
   c) Glossotonsillarfurche (C10.2)
3. Hinterwand (C10.3)
4. Obere Wand
   a) Orale Oberfläche des weichen Gaumens (C05.1)
   b) Uvula (C05.2)

Nasopharynx *(C11)*
1. Dach und Hinterwand: beginnt auf Höhe des Übergangs zwischen
   hartem und weichem Gaumen und endet an der Schädelbasis
   (C11.0,1)
2. Seitenwand: schließt die Rosenmüller-Grube ein (C11.2)

3. Untere Wand, entsprechend der nasalen Fläche des weichen Gaumens (C11.3)

▶ **Anmerkung**
Die Grenze der Choanalränder einschließlich des hinteren Septumrandes wird zur Nasenhöhle gezählt.

Hypopharynx (C12, C13)

1. Pharyngoösophageale Grenze (Postkrikoidgegend) (C13.0): Erstreckt sich von der Höhe der Aryknorpel mit Verbindungsfalten bis zum Unterrand des Ringknorpels und bildet die Vorderwand des Hypopharynx
2. Sinus piriformis (C12.9): Erstreckt sich von der pharyngoepiglottischen Falte bis zum oberen Ende des Ösophagus. Er wird seitlich vom Schildknorpel und medial von der hypopharyngealen Oberfläche der aryepiglottischen Falte (C13.1) sowie von Ary- und Ringknorpel begrenzt
3. Hypopharynxhinterwand (C13.2): Erstreckt sich zwischen der Höhe des oberen Randes des Zungenbeines (oder des Bodens der Vallecula) bis zur Höhe des Unterrandes des Ringknorpels und vom Apex eines Sinus piriformis zum anderen.

Regionäre Lymphknoten

Regionäre Lymphknoten sind die Halslymphknoten.
Die Supraklavikulargrube (wichtig, um Nasopharynxkarzinome zu klassifizieren) entspricht einer dreieckigen Region, die durch 3 Punkte definiert wird:
1) den oberen Rand des sternalen Endes des Schlüsselbeins,
2) den oberen Rand des lateralen Endes des Schlüsselbeins,
3) den Punkt, an dem die Hals- in die Schulterregion übergeht.
Dies schließt die kaudalen Anteile der Lymphknoten des Levels IV und V (Klassifikation nach Robbins et al. 1991[1]) ein.

---

[1] Robbins KT, Median JE, Wolfe GT, Levine PA, Sesions RB, Pruet CW (1991) Standardizing neck dissection terminology. Official report of the Academy's Committee for Head and Neck Surgery and Oncology. Arch Otolaryngol Head Neck Surg 117: 601–605.

TNM: Klinische Klassifikation

T – Primärtumor

TX   Primärtumor kann nicht beurteilt werden
T0   Kein Anhalt für Primärtumor
Tis   Carcinoma in situ

Oropharynx

T1   Tumor 2 cm oder weniger in größter Ausdehnung
T2   Tumor mehr als 2 cm, aber nicht mehr als 4 cm in größter Ausdehnung
T3   Tumor mehr als 4 cm in größter Ausdehnung
T4a   Tumor infiltriert Nachbarstrukturen, wie Larynx, äußere Muskulatur der Zunge (M. genioglossus, M. hyoglossus, M. palatoglossus und M. styloglossus), Lamina medialis des Processus pterygoideus, harten Gaumen und Unterkiefer,
T4b   Tumor infiltriert Nachbarstrukturen, wie M. pterygoideus lateralis, Lamina lateralis des Processus pterygoideus, Schädelbasis oder umschließt die A. carotis interna

Nasopharynx

T1   Tumor auf den Nasopharynx begrenzt
T2   Tumor breitet sich auf Weichteile des Oropharynx und/oder der Nasenhöhle aus
  T2a   Ohne parapharyngeale Ausbreitung[1]
  T2b   Mit parapharyngealer Ausbreitung[1]
T3   Tumor infiltriert Knochenstrukturen und/oder Nasennebenhöhlen
T4   Tumor mit intrakranieller Ausbreitung und/oder Befall von Hirnnerv(en), Fossa infratemporalis, Hypopharynx, Augenhöhle, Spatium masticatorium

▶ **Anmerkung**

[1] Parapharyngeale Ausbreitung bedeutet die posterolaterale Infiltration jenseits der Fascia pharyngeobasilaris.

Hypopharynx

T1 Tumor auf einen Unterbezirk des Hypopharynx begrenzt (s. S. 27) und 2 cm oder weniger in größter Ausdehnung

T2 Tumor infiltriert mehr als einen Unterbezirk des Hypopharynx oder einen benachbarten Bezirk oder misst mehr als 2 cm, aber nicht mehr als 4 cm in größter Ausdehnung, *ohne* Fixation des Hemilarynx

T3 Tumor misst mehr als 4 cm in größter Ausdehnung oder Tumor *mit* Fixation des Hemilarynx

T4a Tumor infiltriert Nachbarstrukturen, z. B. Schild-/Ringknorpel, Zungenbein, Schilddrüse, Ösophagus, zentrale Weichteile des Halses[1]

T4b Tumor infiltriert prävertebrale Faszien, umschließt die A. carotis interna oder infiltriert Strukturen des Mediastinums

▶ **Anmerkung**

[1] Die zentralen Weichteile des Halses schließen die gerade Halsmuskulatur und das subkutane Fett ein.

N – Regionäre Lymphknoten (Oro- und Hypopharynx)

NX Regionäre Lymphknoten können nicht beurteilt werden

N0 Keine regionären Lymphknotenmetastasen

N1 Metastase(n) in solitärem ipsilateralem Lymphknoten, 3 cm oder weniger in größter Ausdehnung

N2 Metastase(n) in solitärem ipsilateralem Lymphknoten, mehr als 3 cm, aber nicht mehr als 6 cm in größter Ausdehnung oder in multiplen ipsilateralen Lymphknoten, keiner mehr als 6 cm in größter Ausdehnung oder in bilateralen oder kontralateralen Lymphknoten, keiner mehr als 6 cm in größter Ausdehnung

N2a Metastase(n) in solitärem ipsilateralem Lymphknoten, mehr als 3 cm, aber nicht mehr als 6 cm in größter Ausdehnung

N2b Metastasen in multiplen ipsilateralen Lymphknoten, keiner mehr als 6 cm in größter Ausdehnung

N2c Metastasen in bilateralen oder kontralateralen Lymphknoten, keiner mehr als 6 cm in größter Ausdehnung

N3 Metastase(n) in Lymphknoten, mehr als 6 cm in größter Ausdehnung

Kopf und Hals

▶ **Anmerkung**
In der Mittellinie gelegene Lymphknoten gelten als ipsilateral.

N – Regionäre Lymphknoten *(Nasopharynx)*

NX   Regionäre Lymphknoten können nicht beurteilt werden
N0   Keine regionären Lymphknotenmetastasen
N1   Metastase(n) in unilateralen Lymphknoten über der Supraklavi-
       kulargrube, 6 cm oder weniger in größter Ausdehnung
N2   Metastase(n) in bilateralen Lymphknoten über der Supraklavi-
       kulargrube, 6 cm oder weniger in größter Ausdehnung
N3   Metastase(n) in Lymphknoten größer als 6 cm in größter Aus-
       dehnung oder Ausdehnung in Supraklavikulargrube
  N3a   > 6 cm in größter Ausdehnung
  N3b   Ausdehnung in die Supraklavikulargrube

▶ **Anmerkung**
In der Mittellinie gelegene Lymphknoten gelten als ipsilateral.

M – Fernmetastasen

MX   Fernmetastasen können nicht beurteilt werden
M0   Keine Fernmetastasen
M1   Fernmetastasen

pTNM: Pathologische Klassifikation

Die pT-, pN- und pM-Kategorien entsprechen den T-, N- und M-Kategorien.

pN0 Selektive Neck-Dissektion und histologische Untersuchung üblicherweise von 6 oder mehr Lymphknoten oder radikale oder modifiziert-radikale Neck-Dissektion und histologische Untersuchung üblicherweise von 10 oder mehr Lymphknoten.
       Wenn die untersuchten Lymphknoten tumorfrei sind, aber die Zahl
der üblicherweise untersuchten Lymphknoten nicht erreicht wird, soll
pN0 klassifiziert werden.

Wenn die Größe ein Kriterium für die pN-Klassifikation ist, werden die Metastasen, nicht die Lymphknoten gemessen.

G: Histopathologisches Grading

Siehe Definitionen S. 20.

Stadiengruppierung (Oro- und Hypopharynx)

Stadium 0	Tis	N0	M0
Stadium I	T1	N0	M0
Stadium II	T2	N0	M0
Stadium III	T1, T2	N1	M0
	T3	N0, N1	M0
Stadium IVA	T1, T2, T3	N2	M0
	T4a	N0, N1, N2	M0
Stadium IVB	T4b	Jedes N	M0
	Jedes T	N3	M0
Stadium IVC	Jedes T	Jedes N	M1

Stadiengruppierung (Nasopharynx)

Stadium 0	Tis	N0	M0
Stadium I	T1	N0	M0
Stadium IIA	T2a	N0	M0
Stadium IIB	T1	N1	M0
	T2a	N1	M0
	T2b	N0, N1	M0
Stadium III	T1	N2	M0
	T2a, T2b	N2	M0
	T3	N0, N1, N2	M0
Stadium IVA	T4	N0, N1, N2	M0
Stadium IVB	Jedes T	N3	M0
Stadium IVC	Jedes T	Jedes N	M1

Kurzfassung

Pharynx

Oropharynx

T1	≤ 2 cm
T2	$> 2–4$ cm
T3	> 4 cm
T4a	Larynx, äußere Muskulatur der Zunge, Lamina medialis des Processus pterygoideus, harter Gaumen, Unterkiefer
T4b	M. pterygoides lateralis, Lamina lateralis des Processus pterygoideus, Schädelbasis, A. carotis interna

Hypopharynx

T1	≤ 2 cm und auf einen Unterbezirk beschränkt
T2	$> 2–4$ cm oder mehr als ein Unterbezirk
T3	> 4 cm oder mit Hemilarynxfixation
T4a	Schild-/Ringknorpel, Zungenbein, Schilddrüse, Ösophagus, zentrale Halsweichteile
T4b	Prävertebrale Faszie, A. carotis interna, mediastinale Strukturen

Oro- und Hypopharynx

N1	Ipsilateral solitär ≤ 3 cm
N2a	Ipsilateral solitär $> 3–6$ cm
N2b	Ipsilateral multipel ≤ 6 cm
N2c	Bilateral, kontralateral ≤ 6 cm
N3	> 6 cm

Nasopharynx

T1	Nasopharynx
T2	Weichteile von Oropharynx und/oder Nasenhöhle
T2a	Ohne parapharyngeale Ausbreitung
T2b	Mit parapharyngealer Ausbreitung
T3	Infiltriert Knochenstrukturen und/oder Nasennebenhöhlen
T4	Intrakranielle Ausbreitung und/oder Hirnnerv(en), Fossa infratemporalis, Hypopharynx, Augenhöhle, Spatium masticatorium

N1	Unilaterale(r) Lymphknoten, ≤ 6 cm, über Supraklavikular-grube
N2	Bilaterale(r) Lymphknoten, ≤ 6 cm, über Supraklavikular-grube
N3a	> 6 cm
N3b	Lymphknoten in Supraklavikulargrube

Larynx
(ICD-O C32.0, 1, 2, C10.1)

Regeln zur Klassifikation

Die Klassifikation gilt nur für Karzinome. Histologische Diagnosesicherung ist erforderlich.

Verfahren zur Bestimmung der T-, N- und M-Kategorien sind:

T-Kategorien: Klinische Untersuchung, Endoskopie und bildgebende Verfahren

N-Kategorien: Klinische Untersuchung und bildgebende Verfahren

M-Kategorien: Klinische Untersuchung und bildgebende Verfahren

Anatomische Bezirke und Unterbezirke

1. *Supraglottis (C32.1)*
   a) Suprahyoidale Epiglottis –
      einschließlich freiem Epiglottisrand,
      lingualer (vorderer) (C10.1) und
      laryngealer Oberfläche
   b) Aryepiglottische Falte,
      laryngeale Oberfläche
   c) Arythenoidgegend
   d) Infrahyoidale Epiglottis
   e) Taschenfalten

Epilarynx
(einschließlich
Grenzzone)

Supraglottis
(ohne Epilarynx)

2. *Glottis (C32.0)*
   a) Stimmlippen
   b) Vordere Kommissur
   c) Hintere Kommissur

3. *Subglottis (C32.2)*

Regionäre Lymphknoten

Die regionären Lymphknoten sind die Halslymphknoten.

TNM: Klinische Klassifikation

T – Primärtumor

TX   Primärtumor kann nicht beurteilt werden
T0   Kein Anhalt für Primärtumor
Tis   Carcinoma in situ

Supraglottis

T1   Tumor auf einen Unterbezirk der Supraglottis begrenzt, mit normaler Stimmlippenbeweglichkeit
T2   Tumor infiltriert Schleimhaut von mehr als einem benachbarten Unterbezirk der Supraglottis oder Glottis oder eines Areals außerhalb der Supraglottis (z. B. Schleimhaut von Zungengrund, Vallecula, mediale Wand des Sinus piriformis), ohne Fixation des Larynx
T3   Tumor auf den Larynx begrenzt, mit Stimmlippenfixation, und/oder Tumor mit Infiltration des Postkrikoidbezirks, des präepiglottischen Gewebes und/oder geringgradiger Erosion des Schildknorpels (innerer Kortex)
T4a   Tumor infiltriert durch den Schildknorpel und/oder breitet sich außerhalb des Kehlkopfes aus, z. B. Trachea, Weichteile des Halses eingeschlossen äußere Muskulatur der Zunge (M. genioglossus, M. hyoglossus, M. palatoglossus und M. styloglossus), gerade Halsmuskulatur, Schilddrüse, Ösophagus
T4b   Tumor infiltriert den Prävertebralraum, mediastinale Strukturen oder umschließt die A. carotis interna

Glottis

T1   Tumor auf Stimmlippe(n) begrenzt (kann auch vordere oder hintere Kommissur befallen), mit normaler Beweglichkeit
T1a   Tumor auf eine Stimmlippe begrenzt
T1b   Tumorbefall beider Stimmlippen

T2   Tumor breitet sich auf Supraglottis und/oder Subglottis aus und/oder Tumor mit eingeschränkter Stimmlippenbeweglichkeit

T3   Tumor auf den Larynx begrenzt, mit Stimmlippenfixation und/oder Invasion der Postkrikoidgegend und/oder des präepiglottischen Gewebes und/oder des paraglottischen Raumes mit geringgradiger Erosion des Schildknorpels (innerer Kortex)

T4a Tumor infiltriert durch den Schildknorpel und/oder breitet sich außerhalb des Kehlkopfes aus, z. B. Trachea, Weichteile des Halses eingeschlossen äußere Muskulatur der Zunge (M. genioglossus, M. hyoglossus, M. palatoglossus und M. styloglossus), gerade Halsmuskulatur, Schilddrüse, Ösophagus

T4b Tumor infiltriert den Prävertebralraum, mediastinale Strukturen oder umschließt die A. carotis interna

Subglottis

T1   Tumor auf die Subglottis begrenzt

T2   Tumor breitet sich auf eine oder beide Stimmlippen aus, diese mit normaler oder eingeschränkter Beweglichkeit

T3   Tumor auf den Larynx begrenzt, mit Stimmlippenfixation

T4a Tumor infiltriert durch den Schildknorpel und/oder breitet sich außerhalb des Kehlkopfes aus, z. B. Trachea, Weichteile des Halses eingeschlossen äußere Muskulatur der Zunge (M. genioglossus, M. hyoglossus, M. palatoglossus und M. styloglossus), gerade Halsmuskulatur, Schilddrüse, Ösophagus

T4b Tumor infiltriert den Prävertebralraum, mediastinale Strukturen oder umschließt die A. carotis interna

N – Regionäre Lymphknoten

NX   Regionäre Lymphknoten können nicht beurteilt werden

N0   Keine regionären Lymphknotenmetastasen

N1   Metastase(n) in solitärem ipsilateralem Lymphknoten, 3 cm oder weniger in größter Ausdehnung

N2   Metastase(n) in solitärem ipsilateralem Lymphknoten, mehr als 3 cm, aber nicht mehr als 6 cm in größter Ausdehnung oder in multiplen ipsilateralen Lymphknoten, keiner mehr als 6 cm in größter Ausdehnung oder in bilateralen oder kontralateralen Lymphknoten, keiner mehr als 6 cm in größter Ausdehnung

N2a Metastase(n) in solitärem ipsilateralem Lymphknoten, mehr als 3 cm, aber nicht mehr als 6 cm in größter Ausdehnung

N2b Metastasen in multiplen ipsilateralen Lymphknoten, keiner mehr als 6 cm in größter Ausdehnung

N2c Metastasen in bilateralen oder kontralateralen Lymphknoten, keiner mehr als 6 cm in größter Ausdehnung

N3 Metastase(n) in Lymphknoten, mehr als 6 cm in größter Ausdehnung

▶ **Anmerkung**
In der Mittellinie gelegene Lymphknoten gelten als ipsilateral.

M – Fernmetastasen

MX Fernmetastasen können nicht beurteilt werden
M0 Keine Fernmetastasen
M1 Fernmetastasen

pTNM: Pathologische Klassifikation

Die pT-, pN- und pM-Kategorien entsprechen den T-, N- und M-Kategorien.

pN0 Selektive Neck-Dissektion und histologische Untersuchung üblicherweise von 6 oder mehr Lymphknoten oder radikale oder modifiziert-radikale Neck-Dissektion und histologische Untersuchung üblicherweise von 10 oder mehr Lymphknoten.

Wenn die untersuchten Lymphknoten tumorfrei sind, aber die Zahl der üblicherweise untersuchten Lymphknoten nicht erreicht wird, soll pN0 klassifiziert werden.

Wenn die Größe ein Kriterium für die pN-Klassifikation ist, werden die Metastasen, nicht die Lymphknoten gemessen.

G: Histopathologisches Grading

Siehe Definitionen S. 20.

Stadiengruppierung

Stadium 0	Tis	N0	M0
Stadium I	T1	N0	M0
Stadium II	T2	N0	M0
Stadium III	T1, T2	N1	M0
	T3	N0, N1	M0
Stadium IVA	T1, T2, T3	N2	M0
	T4a	N0, N1, N2	M0
Stadium IVB	T4b	Jedes N	M0
	Jedes T	N3	M0
Stadium IVC	Jedes T	Jedes N	M1

Kurzfassung

Larynx	
	Supraglottis
T1	Ein Unterbezirk, normal bewegliche Stimmlippen
T2	Schleimhaut von mehr als einem Unterbezirk von Supraglottis/Glottis oder Schleimhaut eines Areals außerhalb Supraglottis, keine Larynxfixation
T3	Begrenzt auf Larynx, mit Stimmlippenfixation und/oder Invasion von Postkrikoidregion, präepiglottisches Gewebe, paraglottischen Raum, geringgradige Schildknorpelerosion
T4a	Ausbreitung durch Schildknorpel: Trachea, Halsweichteile, äußere Muskulatur der Zunge, gerade Halsmuskulatur, Schilddrüse/Ösophagus
T4b	Prävertebralraum, mediastinale Strukturen, A. carotis interna

Glottis

T1	Auf Stimmlippe(n) begrenzt, normal bewegliche Stimmlippen
T1a	Eine Stimmlippe
T1b	Beide Stimmlippen
T2	Ausbreitung auf Supra- oder Subglottis, eingeschränkte Stimmlippenbeweglichkeit
T3	Stimmlippenfixation, Ausbreitung auf präepiglottischen Raum, geringgradige Erosion des Schildknorpels
T4a	Ausbreitung durch Schildknorpel: Trachea, Halsweichteile, äußere Muskulatur der Zunge, gerade Halsmuskulatur, Schilddrüse/Ösophagus
T4b	Prävertebralraum, mediastinale Strukturen, A. carotis interna

Subglottis

T1	Begrenzt auf Subglottis
T2	normal oder eingeschränkt beweglich
T3	Stimmlippenfixation
T4a	Ausbreitung durch Schildknorpel: Trachea, Halsweichteile, äußere Muskulatur der Zunge, gerade Halsmuskulatur, Schilddrüse/Ösophagus
T4b	Prävertebralraum, mediastinale Strukturen, A. carotis interna

Alle Bezirke

N1	Ipsilateral solitär ≤ 3 cm
N2a	Ipsilateral solitär $> 3–6$ cm
N2b	Ipsilateral multipel ≤ 6 cm
N2c	Bilateral, kontralateral ≤ 6 cm
N3	> 6 cm

Nasenhöhle und Nasennebenhöhlen (ICD-O C30.0, C31.0, 1)

Regeln zur Klassifikation

Die Klassifikation gilt nur für Karzinome. Histologische Diagnosesicherung ist erforderlich.

Verfahren zur Bestimmung der T-, N- und M-Kategorien sind:

T-Kategorien: Klinische Untersuchung und bildgebende Verfahren
N-Kategorien: Klinische Untersuchung und bildgebende Verfahren
M-Kategorien: Klinische Untersuchung und bildgebende Verfahren

Anatomische Bezirke und Unterbezirke

1. *Nasenhöhle (C30.0)*
   – Septum
   – Nasenboden
   – Laterale Wand
   – Vestibulum
2. *Kieferhöhle (C31.0)*
3. *Siebbeinzellen (C31.1)*
   – Links
   – Rechts

Regionäre Lymphknoten

Regionäre Lymphknoten sind die Halslymphknoten.

TNM: Klinische Klassifikation

T – Primärtumor

TX   Primärtumor kann nicht beurteilt werden
T0   Kein Anhalt für Primärtumor
Tis   Carcinoma in situ

Kieferhöhle

T1   Tumor auf die antrale Schleimhaut begrenzt *ohne* Arrosion oder Destruktion des Knochens
T2   Tumor mit Arrosion oder Destruktion des Knochens (ausgenommen die posteriore Wand) einschließlich Ausdehnung auf harten Gaumen und/oder mittleren Nasengang
T3   Tumor infiltriert eine oder mehrere der folgenden Strukturen: Knochen der dorsalen Wand der Kieferhöhle, Subkutangewebe, Boden oder mediale Wand der Orbita, Fossa pterygopalatina, Sinus ethmoidalis
T4a   Tumor infiltriert eine oder mehrere der folgenden Strukturen: Inhalt der vorderen Orbita, Wangenhaut, Processus pterygoideus, Fossa infratemporalis, Lamina cribrosa, Siebbeinzellen, Stirnhöhle
T4b   Tumor infiltriert eine oder mehrere der folgenden Strukturen: Orbitaspitze, Dura, Gehirn, mittlere Schädelgrube, Hirnnerven ausgenommen den maxillären Ast des N. trigeminus V2, Nasopharynx, Clivus

Nasenhöhle und Siebbeinzellen

T1   Tumor auf einen Unterbezirk der Nasenhöhle oder Siebbeinzellen beschränkt, mit oder ohne Arrosion des Knochens
T2   Tumor in zwei Unterbezirken eines Bezirkes oder Ausbreitung auf einen Nachbarbezirk innerhalb des Nasen-Siebbeinzellen-Areals, mit oder ohne Arrosion des Knochens
T3   Tumor breitet sich in die mediale Orbita oder den Orbitaboden aus oder in Kieferhöhle, harten Gaumen oder Lamina cribrosa
T4a   Tumor infiltriert eine oder mehrere der folgenden Strukturen: Inhalt der vorderen Orbita, Haut von Nase oder Wange, minimale Ausbreitung in vordere Schädelgrube, Processus pterygoideus, Keilbeinhöhle oder Stirnhöhle

T4b Tumor infiltriert eine oder mehrere der folgenden Strukturen: Orbitaspitze, Dura, Gehirn, mittlere Schädelgrube, Hirnnerven ausgenommen den maxillären Ast des N. trigeminus V2, Nasopharynx, Clivus

N – Regionäre Lymphknoten

NX Regionäre Lymphknoten können nicht beurteilt werden

N0 Keine regionären Lymphknotenmetastasen

N1 Metastase(n) in solitärem ipsilateralem Lymphknoten, 3 cm oder weniger in größter Ausdehnung

N2 Metastase(n) in solitärem ipsilateralem Lymphknoten, mehr als 3 cm, aber nicht mehr als 6 cm in größter Ausdehnung, oder in multiplen ipsilateralen Lymphknoten, keiner mehr als 6 cm in größter Ausdehnung oder in bilateralen oder kontralateralen Lymphknoten, keiner mehr als 6 cm in größter Ausdehnung

   N2a Metastase(n) in solitärem ipsilateralem Lymphknoten, mehr als 3 cm, aber nicht mehr als 6 cm in größter Ausdehnung

   N2b Metastasen in multiplen ipsilateralen Lymphknoten, keiner mehr als 6 cm in größter Ausdehnung

   N2 c Metastasen in bilateralen oder kontralateralen Lymphknoten, keiner mehr als 6 cm in größter Ausdehnung

N3 Metastase(n) in Lymphknoten, mehr als 6 cm in größter Ausdehnung

▶ **Anmerkung**
In der Mittellinie gelegene Lymphknoten gelten als ipsilateral.

M – Fernmetastasen

MX Fernmetastasen können nicht beurteilt werden

M0 Keine Fernmetastasen

M1 Fernmetastasen

pTNM: Pathologische Klassifikation

Die pT-, pN- und pM-Kategorien entsprechen den T-, N- und M-Kategorien.

pN0 Selektive Neck-Dissektion und histologische Untersuchung üblicherweise von 6 oder mehr Lymphknoten oder radikale oder modifiziert-radikale Neck-Dissektion und histologische Untersuchung üblicherweise von 10 oder mehr Lymphknoten.

Wenn die untersuchten Lymphknoten tumorfrei sind, aber die Zahl der üblicherweise untersuchten Lymphknoten nicht erreicht wird, soll pN0 klassifiziert werden.

Wenn die Größe ein Kriterium für die pN-Klassifikation ist, werden die Metastasen, nicht die Lymphknoten gemessen.

G: Histopathologisches Grading

Siehe Definitionen S. 20.

Stadiengruppierung

Stadium 0	Tis	N0	M0
Stadium I	T1	N0	M0
Stadium II	T2	N0	M0
Stadium III	T1, T2	N1	M0
	T3	N0, N1	M0
Stadium IVA	T1, T2, T3	N2	M0
	T4a	N0, N1, N2	M0
Stadium IVB	T4b	Jedes N	M0
	Jedes T	N3	M0
Stadium IVC	Jedes T	Jedes N	M1

Kopf und Hals

Kurzfassung

Nasenhöhle und Nasennebenhöhlen

Kieferhöhle

T1	Beschränkt auf antrale Schleimhaut
T2	Knochenarrosion/-destruktion, harter Gaumen, mittlerer Nasengang
T3	Dorsale knöcherne Kieferhöhlenwand, Subkutangewebe, Boden und mediale Wand der Orbita, Fossa pterygopalatina, Siebbeinhöhle
T4a	Vorderer Orbitainhalt, Wangenhaut, Processus pterygoideus, Fossa infratemporalis, Lamina cribrosa, Keilbeinhöhle, Stirnhöhle
T4b	Orbitaspitze, Dura, Gehirn, mittlere Schädelgrube, Hirnnerven ausgenommen V2, Nasopharynx, Clivus

Nasenhöhle und Siebbeinzellen

T1	Ein Unterbezirk
T2	Zwei Unterbezirke oder angrenzender nasoethmoidaler Bezirk
T3	Boden und mediale Wand der Orbita, Kieferhöhle, Gaumen, Lamina cribrosa
T4a	Vorderer Orbitainhalt, Nasen-/Wangenhaut, vordere Schädelgrube, Processus pterygoideus, Fossa infratemporalis, Keilbeinhöhle, Stirnhöhle
T4b	Orbitaspitze, Dura, Gehirn, mittlere Schädelgrube, Hirnnerven ausgenommen V2, Nasopharynx, Clivus

Alle Bezirke

N1	Ipsilateral solitär ≤3 cm
N2a	Ipsilateral solitär > 3–6 cm
N2b	Ipsilateral multipel ≤ 6 cm
N2b	Bilateral, kontralateral ≤ 6 cm
N3	> 6 cm

Große Speicheldrüsen (ICD-O C07, C08)

Regeln zur Klassifikation

Die Klassifikation gilt nur für Karzinome der großen Speicheldrüsen: Gl. parotis (C07.9), submandibularis (C08.0) und sublingualis (C08.1). Tumoren der kleinen Speicheldrüsen (Schleimdrüsen der Schleimhäute des oberen Aerodigestivtraktes) sind von dieser Klassifikation ausgeschlossen; sie werden entsprechend dem jeweiligen anatomischen Bezirk ihres Ursprungs, z. B. Lippe, klassifiziert. Histologische Diagnosesicherung ist erforderlich.

Verfahren zur Bestimmung der T-, N- und M-Kategorien sind:

T-Kategorien: Klinische Untersuchung und bildgebende Verfahren
N-Kategorien: Klinische Untersuchung und bildgebende Verfahren
M-Kategorien: Klinische Untersuchung und bildgebende Verfahren

Anatomische Bezirke

- Glandula parotis (C07.9)
- Glandula submandibularis (C08.0)
- Glandula sublingualis (C08.1)

Regionäre Lymphknoten

Regionäre Lymphknoten sind die Halslymphknoten.

TNM: Klinische Klassifikation

T – Primärtumor

TX   Primärtumor kann nicht beurteilt werden
T0   Kein Anhalt für Primärtumor

T1   Tumor 2 cm oder weniger in größter Ausdehnung, ohne extraparenchymatöse Ausbreitung
T2   Tumor mehr als 2 cm, aber nicht mehr als 4 cm in größter Ausdehnung, ohne extraparenchymatöse Ausbreitung
T3   Tumor mehr als 4 cm in größter Ausdehnung und/oder mit extraparenchymatöser Ausbreitung
T4a   Tumor infiltriert Haut, Unterkiefer, äußeren Gehörgang, N. facialis
T4b   Tumor infiltriert Schädelbasis, Processus pterygoideus oder umschließt A. carotis interna

▶ **Anmerkung**
„Extraparenchymatöse Ausbreitung" ist die klinische oder makroskopische Infiltration von Weichteilen oder Nerven, ausgenommen die unter T4a und T4b aufgelisteten. Der lediglich mikroskopische Nachweis entspricht nicht der „extraparenchymatösen Ausbreitung" als Klassifikationskriterium.

N – Regionäre Lymphknoten

NX   Regionäre Lymphknoten können nicht beurteilt werden
N0   Keine regionären Lymphknotenmetastasen
N1   Metastase(n) in solitärem ipsilateralem Lymphknoten, 3 cm oder weniger in größter Ausdehnung
N2   Metastase(n) in solitärem ipsilateralem Lymphknoten, mehr als 3 cm, aber nicht mehr als 6 cm in größter Ausdehnung, oder in multiplen ipsilateralen Lymphknoten, keiner mehr als 6 cm in größter Ausdehnung, oder in bilateralen oder kontralateralen Lymphknoten, keiner mehr als 6 cm in größter Ausdehnung
N2a   Metastase(n) in solitärem ipsilateralem Lymphknoten, mehr als 3 cm, aber nicht mehr als 6 cm in größter Ausdehnung
N2b   Metastasen in multiplen ipsilateralen Lymphknoten, keiner mehr als 6 cm in größter Ausdehnung
N2 c   Metastasen in bilateralen oder kontralateralen Lymphknoten, keiner mehr als 6 cm in größter Ausdehnung

N3   Metastase(n) in Lymphknoten, mehr als 6 cm in größter Ausdehnung

▶ **Anmerkung**
In der Mittellinie gelegene Lymphknoten gelten als ipsilateral.

M – Fernmetastasen

MX   Fernmetastasen können nicht beurteilt werden
M0   Keine Fernmetastasen
M1   Fernmetastasen

pTNM: Pathologische Klassifikation

Die pT-, pN- und pM-Kategorien entsprechen den T-, N- und M-Kategorien.

pN0 Selektive Neck-Dissektion und histologische Untersuchung üblicherweise von 6 oder mehr Lymphknoten oder radikale oder modifiziert-radikale Neck-Dissektion und histologische Untersuchung üblicherweise von 10 oder mehr Lymphknoten.
Wenn die untersuchten Lymphknoten tumorfrei sind, aber die Zahl der üblicherweise untersuchten Lymphknoten nicht erreicht wird, soll pN0 klassifiziert werden.
Wenn die Größe ein Kriterium für die pN-Klassifikation ist, werden die Metastasen, nicht die Lymphknoten gemessen.

G: Histopathologisches Grading

Siehe Definitionen S. 20.

Stadiengruppierung

Stadium I	T1	N0	M0
Stadium II	T2	N0	M0
Stadium III	T3	N0	M0
	T1, T2, T3	N1	M0
Stadium IVA	T1, T2, T3	N2	M0
	T4a	N0, N1, N2	M0
Stadium IVB	T4b	Jedes N	M0
	Jedes T	N3	M0
Stadium IVC	Jedes T	Jedes N	M1

Kurzfassung

Speicheldrüsen	
T1	≤2 cm, keine extraparenchymatöse Ausbreitung
T2	> 2–4 cm, keine extraparenchymatöse Ausbreitung
T3	> 4 cm und/oder extraparenchymatöse Ausbreitung
T4a	Haut, Unterkiefer, äußerer Gehörgang, N. facialis
T4b	Schädelbasis, Processus pterygoideus, A. carotis interna
N1	Ipsilateral solitär ≤ 3 cm
N2a	Ipsilateral solitär > 3–6 cm
N2b	Ipsilateral multipel ≤ 6 cm
N2 c	Bilateral, kontralateral ≤ 6 cm
N3	> 6 cm

Schilddrüse
(ICD-O C73)

Regeln zur Klassifikation

Die Klassifikation gilt nur für Karzinome. Mikroskopische Diagnose-sicherung und Unterteilung der Fälle nach histologischem Typ sind erforderlich.

Verfahren zur Bestimmung der T-, N- und M-Kategorien sind:

T-Kategorien: Klinische Untersuchung, Endoskopie und bildgebende
  Verfahren
N-Kategorien: Klinische Untersuchung und bildgebende Verfahren
M-Kategorien: Klinische Untersuchung und bildgebende Verfahren

▶ **Anmerkung der Übersetzer**
Ein histologisches Grading wird nicht angewendet.

Regionäre Lymphknoten

Regionäre Lymphknoten sind die zervikalen und oberen mediastina-len Lymphknoten.

TNM: Klinische Klassifikation

T – Primärtumor

TX   Primärtumor kann nicht beurteilt werden
T0   Kein Anhalt für Primärtumor
T1   Tumor 2 cm oder weniger in größter Ausdehnung, begrenzt auf Schilddrüse
T2   Tumor mehr als 2 cm, aber nicht mehr als 4 cm in größter Aus-dehnung, begrenzt auf Schilddrüse

T3 Tumor mehr als 4 cm in größter Ausdehnung, begrenzt auf Schilddrüse oder Tumor mit minimaler extrathyroidaler Ausbreitung (d. h. Ausbreitung in den M. sternothyreoideus oder perithyroidales Weichgewebe)

T4a Tumor mit Ausbreitung jenseits der Schilddrüsenkapsel und Invasion einer oder mehrerer der folgenden Strukturen: subkutanes Weichgewebe, Larynx, Trachea, Ösophagus, N. recurrens

T4b Tumor infiltriert prävertebrale Faszie, mediastinale Gefäße oder umschließt die A. carotis

T4a[1] (nur undifferenziertes Karzinom) Tumor (unabhängig von der Größe) auf die Schilddrüse beschränkt[2]

T4b[1] (nur undifferenziertes Karzinom) Tumor (unabhängig von der Größe) mit Ausbreitung jenseits der Schilddrüsenkapsel[3]

▶ **Anmerkung**

Multifokale Tumoren, gleich welcher Histologie, sollen mit (m) gekennzeichnet werden, wobei die höchste T-Kategorie die Klassifikation bestimmt.

[1] Alle undifferenzierten/anaplastischen Karzinome werden als T4 klassifiziert.

[2] Intrathyroidale undifferenzierte Karzinome: chirurgisch resektabel beurteilte Karzinome.

[3] Extrathyroidale undifferenzierte Karzinome: chirurgisch als nicht resektabel beurteilte Karzinome.

N – Regionäre Lymphknoten

NX Regionäre Lymphknoten können nicht beurteilt werden

N0 Kein Anhalt für regionäre Lymphknotenmetastasen

N1 Regionäre Lymphknotenmetastasen

N1a Metastasen in Lymphknoten des Level VI (prätracheal und paratracheal, eingeschlossen prälaryngeale und Delphi-Lymphknoten; s. Fußnote S. 27)

N1b Metastasen in anderen unilateralen, bilateralen oder kontralateralen zervikalen oder oberen mediastinalen Lymphknoten

M – Fernmetastasen

MX Fernmetastasen können nicht beurteilt werden

M0 Keine Fernmetastasen

M1 Fernmetastasen

pTNM: Pathologische Klassifikation

Die pT-, pN- und pM-Kategorien entsprechen den T-, N- und M-Kategorien.

pN0 Selektive Neck-Dissektion und histologische Untersuchung üblicherweise von 6 oder mehr Lymphknoten.

Wenn die untersuchten Lymphknoten tumorfrei sind, aber die Zahl der üblicherweise untersuchten Lymphknoten nicht erreicht wird, soll pN0 klassifiziert werden.

Histopathologische Typen

Die 4 wichtigen histopathologischen Typen sind:
- Papilläres Karzinom (eingeschlossen das Karzinom mit follikulären Herden)
- Follikuläres Karzinom (eingeschlossen das sog. Hürthle-Zellkarzinom)
- Medulläres Karzinom
- Undifferenziertes (anaplastisches) Karzinom

Stadiengruppierung

Für papilläre und follikuläre, medulläre und undifferenzierte Karzinome werden unterschiedliche Stadiengruppierungen empfohlen.

Papillär oder follikulär – unter 45 Jahre

Stadium I	Jedes T	Jedes N	M0
Stadium II	Jedes T	Jedes N	M1
Stadium III	–	–	–
Stadium IV	–	–	–

Papillär und follikulär – 45 Jahre und mehr – und medullär

Stadium I	T1	N0	M0
Stadium II	T2	N0	M0
Stadium III	T3	N0	M0
	T1, T2, T3	N1a	M0

Stadium IVA	T1, T2, T3	N1b	M0
	T4a	N0, N1	M0
Stadium IVB	T4b	Jedes N	M0
Stadium IVC	Jedes T	Jedes N	M1

Undifferenziert (alle Fälle sind Stadium IV)

Stadium IVA	T4a	Jedes N	M0
Stadium IVB	T4b	Jedes N	M0
Stadium IVC	Jedes T	Jedes N	M1

Kurzfassung

Schilddrüse	
	Papillär, follikulär und medullär
T1	≤2 cm, begrenzt auf Schilddrüse
T2	> 2–4 cm, begrenzt auf Schilddrüse
T3	> 4 cm oder minimale Ausbreitung jenseits der Schilddrüse
T4a	Subkutangewebe, Larynx, Trachea, Ösophagus, N. recurrens
T4b	Prävertebrale Faszie, mediastinale Gefäße, A. carotis
	Undifferenziert/anaplastisch
T4a	Begrenzt auf Schilddrüse
T4b	Ausbreitung jenseits der Schilddrüsenkapsel
	Alle Typen
N1a	Level VI
N1b	Andere regionäre

Tumoren des Verdauungstraktes

Einführende Bemerkungen

Folgende anatomische Bezirke werden klassifiziert:
- Speiseröhre
- Magen
- Dünndarm
- Kolon und Rektum
- Analkanal
- Leber
- Gallenblase
- Extrahepatische Gallengänge
- Ampulla Vateri
- Pankreas (exokrin)

Jeder anatomische Bezirk wird nach folgendem Schema beschrieben

- Regeln zur Klassifikation mit den Verfahren für die Bestimmung der T-, N- und M-Kategorien. Zusätzliche Methoden zur Erhöhung der Genauigkeit der Bestimmung vor Behandlung können benutzt werden
- Anatomische Bezirke und Unterbezirke, falls erforderlich
- Definition der regionären Lymphknoten
- TNM: Klinische Klassifikation
- pTNM: Pathologische Klassifikation
- G: Histopathologisches Grading
- Stadiengruppierung
- Kurzfassung

Regionäre Lymphknoten

Die Zahl der Lymphknoten, die für jeden anatomischen Bezirk in einem Lymphadenektomiepräparat üblicherweise vorliegen und histologisch untersucht werden sollen, ist für jeden Bezirk festgehalten.

Fernmetastasen

Die Kategorien M1 und pM1 können wie folgt spezifiziert werden:

Lunge	PUL	Knochenmark	MAR
Knochen	OSS	Pleura	PLE
Leber	HEP	Peritoneum	PER
Hirn	BRA	Nebenniere	ADR
Lymphknoten	LYM	Haut	SKI
Andere Organe	OTH		

Histopathologisches Grading

Die Definitionen der G-Kategorien gelten für alle Tumoren des Verdauungstrakts, ausgenommen Lebertumoren.

G: Histopathologisches Grading

GX   Differenzierungsgrad kann nicht bestimmt werden
G1   Gut differenziert
G2   Mäßig differenziert
G3   Schlecht differenziert
G4   Undifferenziert

R-Klassifikation

Das Fehlen oder Vorhandensein von Residualtumor nach Behandlung wird durch die R-Klassifikation beschrieben. Die Definitionen der R-Klassifikation gelten für alle Tumoren des Verdauungstrakts:
RX   Vorhandensein von Residualtumor kann nicht beurteilt werden
R0   Kein Residualtumor
R1   Mikroskopischer Residualtumor
R2   Makroskopischer Residualtumor

Ösophagus
(ICD-O C15)

Regeln zur Klassifikation

Die Klassifikation gilt nur für Karzinome. Histologische Diagnosesicherung und Unterteilung der Fälle nach histologischem Typ ist erforderlich.

Verfahren zur Bestimmung der T-, N- und M-Kategorien sind:

T-Kategorien: Klinische Untersuchung, bildgebende Verfahren, Endoskopie (einschließlich Bronchoskopie) und/oder chirurgische Exploration

N-Kategorien: Klinische Untersuchung, bildgebende Verfahren und/oder chirurgische Exploration

M-Kategorien: Klinische Untersuchung, bildgebende Verfahren und/oder chirurgische Exploration

Anatomische Unterbezirke

1. *Zervikaler Ösophagus (C15.0)*
   Dieser Teil beginnt am unteren Rand des Krikoidknorpels und endet beim Eintritt des Ösophagus in den Thorax (Suprasternalgrube), etwa 18 cm distal der oberen Schneidezähne.
2. *Intrathorakaler Ösophagus*
   a) Der obere thorakale Abschnitt (C15.3) reicht vom Eintritt des Ösophagus in den Thorax bis zur Höhe der Trachealbifurkation, etwa 24 cm distal der oberen Schneidezähne.
   b) Der mittlere thorakale Abschnitt (C15.4) entspricht der oberen Hälfte des Ösophagus zwischen Trachealbifurkation und ösophagogastralem Übergang. Die untere Grenze liegt etwa 32 cm distal der oberen Schneidezähne.
   c) Der untere thorakale Abschnitt (C15.5), etwa 8 cm in der Länge (einschließlich des abdominalen Ösophagus), entspricht der distalen Hälfte des Ösophagus zwischen Trachealbifurkation und

ösophagogastralem Übergang. Die untere Grenze liegt etwa 40 cm distal der oberen Schneidezähne.

Regionäre Lymphknoten

Die regionären Lymphknoten sind:

- *Zervikaler Ösophagus*
  - Skalenuslymphknoten
  - Lymphknoten an der V. jugularis interna
  - Obere und untere zervikale Lymphknoten
  - Periösophageale Lymphknoten
  - Supraklavikuläre Lymphknoten
- *Intrathorakaler Ösophagus (oberer, mittlerer, unterer)*
  - Obere periösophageale Lymphknoten (oberhalb V. azygos)
  - Subkarinale Lymphknoten
  - Untere periösophageale Lymphknoten (unterhalb V. azygos)
  - Mediastinale Lymphknoten
  - Perigastrische Lymphknoten, ausgenommen zöliakale Lymphknoten

TNM: Klinische Klassifikation

T – Primärtumor

TX   Primärtumor kann nicht beurteilt werden
T0   Kein Anhalt für Primärtumor
Tis   Carcinoma in situ

T1   Tumor infiltriert Lamina propria oder Submukosa
T2   Tumor infiltriert Muscularis propria
T3   Tumor infiltriert Adventitia
T4   Tumor infiltriert Nachbarstrukturen

N – Regionäre Lymphknoten

NX   Regionäre Lymphknoten können nicht beurteilt werden
N0   Keine regionären Lymphknotenmetastasen
N1   Regionäre Lymphknotenmetastasen

M – Fernmetastasen

MX   Fernmetastasen können nicht beurteilt werden
M0   Keine Fernmetastasen
M1   Fernmetastasen

- *Für Tumoren des unteren thorakalen Ösophagus*
  M1a   Metastase(n) in zöliakalen Lymphknoten
  M1b   Andere Fernmetastasen
- *Für Tumoren des oberen thorakalen Ösophagus*
  M1a   Metastase(n) in zervikalen Lymphknoten
  M1b   Andere Fernmetastasen
- *Für Tumoren des mittleren thorakalen Ösophagus*
  M1a   Nicht anwendbar
  M1b   Nichtregionäre Lymphknoten oder andere Fernmetastasen

pTNM: Pathologische Klassifikation

Die pT, pN und pM-Kategorien entsprechen den T, N und M-Kategorien.

pN0 Regionäre Lymphadenektomie und histologische Untersuchung üblicherweise von 6 oder mehr Lymphknoten.
    Wenn die untersuchten Lymphknoten tumorfrei sind, aber die Zahl der üblicherweise untersuchten Lymphknoten nicht erreicht wird, soll pN0 klassifiziert werden.

G: Histopathologisches Grading

Siehe Definitionen S. 54.

Verdauungstrakt

Stadiengruppierung

Stadium 0	Tis	N0	M0
Stadium I	T1	N0	M0
Stadium IIA	T2, T3	N0	M0
Stadium IIB	T1, T2	N1	M0
Stadium III	T3	N1	M0
	T4	Jedes N	M0
Stadium IV	Jedes T	Jedes N	M1
Stadium IVA	Jedes T	Jedes N	M1a
Stadium IVB	Jedes T	Jedes N	M1b

Kurzfassung

Ösophagus	
T1	Lamina propria, Submukosa
T2	Muscularis propria
T3	Adventitia
T4	Nachbarstrukturen
N1	Regionär
M1	Fernmetastasen
	Für Tumoren des unteren thorakalen Ösophagus
M1a	Zöliakale Lymphknoten
M1b	Andere Fernmetastasen
	Für Tumoren des oberen thorakalen Ösophagus
M1a	Zervikale Lymphknoten
M1b	Andere Fernmetastasen
	Für Tumoren des mittleren thorakalen Ösophagus
M1a	Nicht anwendbar
M1b	Nichtregionäre Lymphknoten, andere Fernmetastasen

Magen
(ICD-O C16)

Regeln zur Klassifikation

Die Klassifikation gilt nur für Karzinome. Histologische Diagnosesicherung ist erforderlich.

Verfahren zur Bestimmung der T-, N- und M-Kategorien sind:

T-Kategorien: Klinische Untersuchung, bildgebende Verfahren, Endoskopie, Biopsie und/oder chirurgische Exploration

N-Kategorien: Klinische Untersuchung, bildgebende Verfahren und/oder chirurgische Exploration

M-Kategorien: Klinische Untersuchung, bildgebende Verfahren und/oder chirurgische Exploration

Verdauungstrakt

Anatomische Unterbezirke

1. Kardia (und gastroösophagealer Übergang) (C16.0)
2. Fundus (C16.1)
3. Korpus (C16.2)
4. Antrum (C16.3) und Pylorus (C16.4)

Regionäre Lymphknoten

Die regionären Lymphknoten des *Magens* sind die perigastrischen Lymphknoten entlang der kleinen und großen Kurvatur, die Lymphknoten entlang den Aa. gastrica sinistra, hepatica communis, lienalis, coeliaca und die hepatoduodenalen Lymphknoten.

Die regionären Lymphknoten des *gastroösophagealen Übergangs* sind die parakardialen Lymphknoten, die Lymphknoten entlang der Aa. gastrica sinistra und coeliaca sowie die diaphragmatischen und unteren mediastinalen paraösophagealen Lymphknoten.

Der Befall von anderen intraabdominalen Lymphknoten, wie retropankreatischen, mesenterialen oder paraaortalen Lymphknoten, gilt als Fernmetastasierung.

TNM: Klinische Klassifikation

T – Primärtumor

TX	Primärtumor kann nicht beurteilt werden
T0	Kein Anhalt für Primärtumor
Tis	Carcinoma in situ: intraepithelialer Tumor ohne Infiltration der Lamina propria

T1	Tumor infiltriert Lamina propria oder Submukosa
T2	Tumor infiltriert Muscularis propria oder Subserosa
T2a	Tumor infiltriert Muscularis propria
T2b	Tumor infiltriert Subserosa
T3	Tumor penetriert Serosa (viszerales Peritoneum), infiltriert aber nicht benachbarte Strukturen[1,2,3]
T4	Tumor infiltriert benachbarte Strukturen[2,3]

▶ **Anmerkungen**

[1] Ein Tumor kann sich über die Muscularis propria in das Ligamentum gastrocolicum oder hepatogastricum oder in das große oder kleine Netz ausbreiten, ohne das diese Strukturen bedeckende viszerale Peritoneum zu penetrieren. In diesem Fall wird der Tumor als T2b klassifiziert. Findet sich eine Perforation des viszeralen Peritoneums über den gastrischen Ligamenten oder dem großen oder kleinen Netz, ist der Tumor als T3 zu klassifizieren.

[2] Benachbarte Strukturen des Magens sind Milz, Colon transversum, Leber, Zwerchfell, Pankreas, Bauchwand, Nebennieren, Niere, Dünndarm und Retroperitoneum.

[3] Intramurale Ausbreitung in Duodenum oder Ösophagus wird nach der tiefsten Infiltration in diesen Organen oder im Magen klassifiziert.

N – Regionäre Lymphknoten

NX	Regionäre Lymphknoten können nicht beurteilt werden
N0	Keine regionären Lymphknotenmetastasen
N1	Metastasen in 1–6 regionären Lymphknoten
N2	Metastasen in 7–15 regionären Lymphknoten
N3	Metastasen in mehr als 15 regionären Lymphknoten

M – Fernmetastasen

MX   Fernmetastasen können nicht beurteilt werden
M0   Keine Fernmetastasen
M1   Fernmetastasen

pTNM: Pathologische Klassifikation

Die pT-, pN- und pM-Kategorien entsprechen den T-, N- und M-Kategorien.

pN0 Regionäre Lymphadenektomie und histologische Untersuchung üblicherweise von 15 Lymphknoten.

Wenn die untersuchten Lymphknoten tumorfrei sind, aber die Zahl der üblicherweise untersuchten Lymphknoten nicht erreicht wird, soll pN0 klassifiziert werden.

G: Histopathologisches Grading

Siehe Definitionen S. 54.

Stadiengruppierung

Stadium 0	Tis	N0	M0
Stadium IA	T1	N0	M0
Stadium IB	T1	N1	M0
	T2a/b	N0	M0
Stadium II	T1	N2	M0
	T2a/b	N1	M0
	T3	N0	M0
Stadium IIIA	T2a/b	N2	M0
	T3	N1	M0
	T4	N0	M0
Stadium IIIB	T3	N2	M0
Stadium IV	T4	N1, N2, N3	M0
	T1, T2, T3	N3	M0
	Jedes T	Jedes N	M1

Kurzfassung

Magen	
T1	Lamina propria, Submukosa
T2	Muscularis propria, Subserosa
T2a	Muscularis propria
T2b	Subserosa
T3	Penetration der Serosa
T4	Nachbarstrukturen
N1	1–6 Lymphknoten
N2	7–15 Lymphknoten
N3	> 15 Lymphknoten

Dünndarm
(ICD-O C17)

Regeln zur Klassifikation

Die Klassifikation gilt nur für Karzinome. Histologische Diagnose-sicherung ist erforderlich.

Verfahren zur Bestimmung der T-, N- und M-Kategorien sind:

T-Kategorien: Klinische Untersuchung, bildgebende Verfahren, Endoskopie, Biopsie und/oder chirurgische Exploration

N-Kategorien: Klinische Untersuchung, bildgebende Verfahren und/oder chirurgische Exploration

M-Kategorien: Klinische Untersuchung, bildgebende Verfahren und/oder chirurgische Exploration

Anatomische Bezirke

1. Duodenum (C17.0)
2. Jejunum (C17.1)
3. Ileum (C17.2) (ausschließlich Ileozäkalklappe C18.0)

▶ **Anmerkung**
Diese Klassifikation gilt nicht für Karzinome der Ampulla Vateri (s. S. 83).

Regionäre Lymphknoten

Regionäre Lymphknoten für das Duodenum sind die duodenopankre-atischen, pylorischen, hepatischen (Lymphknoten um Ductus choledo-chus, am Leberhilus, am Ductus cysticus) und oberen mesenterialen Lymphknoten.

Regionäre Lymphknoten für das Ileum und Jejunum sind die mesenterialen einschließlich der oberen mesenterialen Lymphknoten.

Für das terminale Ileum gelten auch die ileokolischen Lymphknoten einschließlich der hinteren zäkalen Lymphknoten als regionär.

TNM: Klinische Klassifikation

T – Primärtumor

TX   Primärtumor kann nicht beurteilt werden
T0   Kein Anhalt für Primärtumor
Tis   Carcinoma in situ

T1   Tumor infiltriert Lamina propria oder Submukosa
T2   Tumor infiltriert Muscularis propria
T3   Tumor infiltriert durch die Muscularis propria in die Subserosa oder in das nichtperitonealisierte perimuskuläre Gewebe (Mesenterium oder Retroperitoneum) in einer Ausdehnung von 2 cm oder weniger
T4   Tumor perforiert das viszerale Peritoneum oder infiltriert direkt in andere Organe oder Strukturen (schließt andere Dünndarmschlingen, Mesenterium oder Retroperitoneum mehr als 2 cm von der Darmwand entfernt und Bauchwand auf dem Wege über die Serosa ein; beim Duodenum auch Infiltration des Pankreas)

▶ **Anmerkung**
Das nichtperitonealisierte perimuskuläre Gewebe ist für Jejunum und Ileum Teil des Mesenteriums, für das Duodenum in den Anteilen, in denen eine Serosa fehlt, jedoch Teil des Retroperitoneums.

N – Regionäre Lymphknoten

NX   Regionäre Lymphknoten können nicht beurteilt werden
N0   Keine regionären Lymphknotenmetastasen
N1   Regionäre Lymphknotenmetastasen

M – Fernmetastasen

MX   Fernmetastasen können nicht beurteilt werden
M0   Keine Fernmetastasen
M1   Fernmetastasen

pTNM: Pathologische Klassifikation

Die pT-, pN- und pM-Kategorien entsprechen den T-, N- und M-Kategorien.

pN0 Regionäre Lymphadenektomie und histologische Untersuchung üblicherweise von 6 oder mehr Lymphknoten.

Wenn die untersuchten Lymphknoten tumorfrei sind, aber die Zahl der üblicherweise untersuchten Lymphknoten nicht erreicht wird, soll pN0 klassifiziert werden.

G: Histopathologisches Grading

Siehe Definitionen S. 54.

Stadiengruppierung

Stadium 0	Tis	N0	M0
Stadium I	T1, T2	N0	M0
Stadium II	T3, T4	N0	M0
Stadium III	Jedes T	N1	M0
Stadium IV	Jedes T	Jedes N	M1

Kurzfassung

Dünndarm	
T1	Lamina propria/Submukosa
T2	Muscularis propria
T3	Subserosa/nichtperitonealisiertes perimuskuläres Gewebe (Mesenterium, Retroperitoneum) ≤ 2 cm
T4	Viszerales Peritoneum/andere Organe/Strukturen (einschließlich Mesenterium, Retroperitoneum > 2 cm)
N1	Regionär

Verdauungstrakt

Kolon und Rektum
(ICD-O C18-C20)

Regeln zur Klassifikation

Die Klassifikation gilt nur für Karzinome. Histologische Diagnosesicherung ist erforderlich.

Verfahren zur Bestimmung der T-, N- und M-Kategorien sind:

T-Kategorien: Klinische Untersuchung, bildgebende Verfahren, Endoskopie und/oder chirurgische Exploration

N-Kategorien: Klinische Untersuchung, bildgebende Verfahren und/oder chirurgische Exploration

M-Kategorien: Klinische Untersuchung, bildgebende Verfahren und/oder chirurgische Exploration

Anatomische Bezirke und Unterbezirke

- *Kolon (C18)*
    1. Appendix (C18.1)
    2. Zäkum (C18.0)
    3. Colon ascendens (C18.2)
    4. Flexura hepatica (C18.3)
    5. Colon transversum (C18.4)
    6. Flexura lienalis (C18.5)
    7. Colon descendens (C18.6)
    8. Colon sigmoideum (C18.7)
- *Rektosigmoidaler Übergang (C19)*
- *Rektum (C20)*

Regionäre Lymphknoten

Für die verschiedenen anatomischen Bezirke und Unterbezirke sind die regionären Lymphknoten nachstehend aufgelistet:

- Appendix
  Ileokolische Lymphknoten
- Zäkum
  Ileokolische und rechte kolische Lymphknoten
- Colon ascendens
  Ileokolische, rechte und mittlere kolische Lymphknoten
- Flexura hepatica
  Rechte und mittlere kolische Lymphknoten
- Colon transversum
  Rechte, mittlere und linke kolische Lymphknoten und Lymphknoten
  an A. mesenterica inferior
- Flexura lienalis
  Mittlere und linke kolische Lymphknoten und Lymphknoten an A.
  mesenterica inferior
- Colon descendens
  Linke kolische Lymphknoten und Lymphknoten an A. mesenterica
  inferior
- Colon sigmoideum
  Linke kolische und Sigmalymphknoten, Lymphknoten an A. rectalis
  superior und an A. mesenterica inferior sowie rektosigmoidale
  Lymphknoten
- Rektum
  Lymphknoten an Aa. rectalis superior, media und inferior, mesen-
  terica inferior, iliaca interna, mesorektale (paraproktale), laterale
  sakrale und präsakrale Lymphknoten sowie sakrale Lymphknoten
  am Promontorium (Gerota)

Metastasen in anderen als den angeführten Lymphknoten werden als
Fernmetastasen klassifiziert.

TNM: Klinische Klassifikation

T – Primärtumor

TX	Primärtumor kann nicht beurteilt werden
T0	Kein Anhalt für Primärtumor
Tis	Carcinoma in situ: intraepithelial oder Infiltration der Lamina propria[1]

Verdauungstrakt

T1 Tumor infiltriert Submukosa

T2 Tumor infiltriert Muscularis propria

T3 Tumor infiltriert durch die Muscularis propria in die Subserosa oder in nicht peritonealisiertes perikolisches oder perirektales Gewebe

T4 Tumor infiltriert direkt in andere Organe oder Strukturen[2, 3] und/oder perforiert das viszerale Peritoneum

▶ **Anmerkungen**

[1] Tis liegt vor, wenn Tumorzellen innerhalb der Basalmembran der Drüsen (intraepithelial) oder in der Lamina propria (intramukös) nachweisbar sind, ohne dass eine Ausbreitung durch die Muscularis mucosae in die Submukosa feststellbar ist.

[2] Direkte Ausbreitung in T4 schließt auch die Infiltration anderer Segmente des Kolorektums auf dem Weg über die Serosa ein, z. B. die Infiltration des Sigma durch ein Zäkalkarzinom.

[3] Ein Tumor, der makroskopisch an anderen Organen oder Strukturen adhärent ist, wird als T4 klassifiziert. Ist bei der histologischen Untersuchung in den Adhäsionen kein Tumorgewebe nachweisbar, soll der Tumor als pT3 klassifiziert werden.

N – Regionäre Lymphknoten

NX Regionäre Lymphknoten können nicht beurteilt werden

N0 Keine regionären Lymphknotenmetastasen

N1 Metastasen in 1–3 regionären Lymphknoten

N2 Metastasen in 4 oder mehr regionären Lymphknoten

▶ **Anmerkung**

Ein Tumorknötchen im perikolischen oder perirektalen Fettgewebe ohne histologischen Anhalt für Reste eines Lymphknotens wird in der pN-Kategorie als regionäre Lymphknotenmetastase klassifiziert, wenn die Form und glatte Kontur eines Lymphknotens vorliegt. Wenn das Tumorknötchen eine irreguläre Kontur aufweist, soll es in der pT-Kategorie klassifiziert und auch als V1 (mikroskopische Veneninvasion) oder, falls es makroskopisch erkennbar ist, als V2 verschlüsselt werden, weil es dann sehr wahrscheinlich ist, dass es eine Veneninvasion darstellt.

M – Fernmetastasen

MX   Fernmetastasen können nicht beurteilt werden
M0   Keine Fernmetastasen
M1   Fernmetastasen

pTNM: Pathologische Klassifikation

Die pT-, pN- und pM-Kategorien entsprechen den T-, N- und M-Kategorien.

pN0 Regionäre Lymphadenektomie und histologische Untersuchung üblicherweise von 12 oder mehr Lymphknoten.

Wenn die untersuchten Lymphknoten tumorfrei sind, aber die Zahl der üblicherweise untersuchten Lymphknoten nicht erreicht wird, soll pN0 klassifiziert werden.

G: Histopathologisches Grading

Siehe Definitionen S. 54.

Stadiengruppierung

Stadium 0	Tis	N0	M0
Stadium I	T1, T2	N0	M0
Stadium IIA	T3	N0	M0
Stadium IIB	T4	N0	M0
Stadium IIIA	T1, T2	N1	M0
Stadium IIIB	T3, T4	N1	M0
Stadium IIIC	Jedes T	N2	M0
Stadium IV	Jedes T	Jedes N	M1

Kurzfassung

Kolon und Rektum	
T1	Submukosa
T2	Muscularis propria
T3	Subserosa, nichtperitonealisiertes perikolisches/perirektales Gewebe
T4	Andere Organe oder Strukturen/viszerales Peritoneum
N1	≤ 3 regionär
N2	> 3 regionär

Analkanal
(ICD-O C21.1, 2)

Der Analkanal erstreckt sich vom Rektum bis zur perianalen Haut (Übergang zur haaretragenden Haut). Er ist ausgekleidet mit der Schleimhaut über dem M. sphincter internus, einschließlich Übergangsepithel und Linea dentata. Tumoren des Analrandes (ICD-O C44.5) werden wie Hauttumoren klassifiziert (S. 111).

Regeln zur Klassifikation

Die Klassifikation gilt nur für Karzinome. Histologische Diagnosesicherung ist erforderlich.

Verfahren zur Bestimmung der T-, N- und M-Kategorien sind:

T-Kategorien: Klinische Untersuchung, bildgebende Verfahren, Endoskopie und/oder chirurgische Exploration

N-Kategorien: Klinische Untersuchung, bildgebende Verfahren und/oder chirurgische Exploration

M-Kategorien: Klinische Untersuchung, bildgebende Verfahren und/oder chirurgische Exploration

Regionäre Lymphknoten

Die regionären Lymphknoten sind die perirektalen Lymphknoten, die Lymphknoten an den Aa. iliacae internae und die Leistenlymphknoten.

TNM: Klinische Klassifikation

T – Primärtumor

TX   Primärtumor kann nicht beurteilt werden
T0   Kein Anhalt für Primärtumor
Tis   Carcinoma in situ

T1	Tumor 2 cm oder weniger in größter Ausdehnung
T2	Tumor mehr als 2 cm, aber nicht mehr als 5 cm in größter Ausdehnung
T3	Tumor mehr als 5 cm in größter Ausdehnung
T4	Tumor jeder Größe mit Infiltration benachbarter Organe, z. B. Vagina, Urethra oder Harnblase

▶ **Anmerkung**
Direkte Infiltration der Rektumwand, der perirektalen Haut oder Subkutis oder allein der Sphinktermuskulatur wird nicht als T4 klassifiziert.

N – Regionäre Lymphknoten

NX	Regionäre Lymphknoten können nicht beurteilt werden
N0	Keine regionären Lymphknotenmetastasen
N1	Metastase(n) in perirektalen Lymphknoten
N2	Metastase(n) in Lymphknoten der A. iliaca interna einer Seite und/oder in inguinalen Lymphknoten einer Seite
N3	Metastasen in perirektalen und inguinalen Lymphknoten und/oder in Lymphknoten an der A. iliaca interna beidseits und/oder in bilateralen Leistenlymphknoten

M – Fernmetastasen

MX	Fernmetastasen können nicht beurteilt werden
M0	Keine Fernmetastasen
M1	Fernmetastasen

pTNM: Pathologische Klassifikation

Die pT-, pN- und pM-Kategorien entsprechen den T-, N- und M-Kategorien.

pN0 Regionäre perirektal-pelvine Lymphadenektomie und histologische Untersuchung üblicherweise von 12 oder mehr Lymphknoten und/oder inguinale Lymphadenektomie und histologische Untersuchung üblicherweise von 6 oder mehr Lymphknoten.

Wenn die untersuchten Lymphknoten tumorfrei sind, aber die Zahl der üblicherweise untersuchten Lymphknoten nicht erreicht wird, soll pN0 klassifiziert werden.

G: Histopathologisches Grading

Siehe Definitionen S. 54.

Stadiengruppierung

Stadium 0	Tis	N0	M0
Stadium I	T1	N0	M0
Stadium II	T2, T3	N0	M0
Stadium IIIA	T1, T2, T3	N1	M0
	T4	N0	M0
Stadium IIIB	T4	N1	M0
	Jedes T	N2, N3	M0
Stadium IV	Jedes T	Jedes N	M1

Kurzfassung

Analkanal	
T1	≤ 2 cm
T2	> 2–5 cm
T3	> 5 cm
T4	Nachbarorgan(e)
N1	Perirektal
N2	Unilateral an A. iliaca interna/inguinal
N3	Perirektal *und* inguinal, bilateral an A. iliaca interna/inguinal

Leber
(ICD-O C22)

Regeln zur Klassifikation

Die Klassifikation ist primär für hepatozelluläre Karzinome vorgesehen. Sie kann auch für Cholangio-(intrahepatische Gallengangs-)karzinome verwendet werden. Histologische Diagnosesicherung und Unterteilung der Fälle nach histologischem Typ sind erforderlich.

Verfahren zur Bestimmung der T-, N- und M-Kategorien sind:

T-Kategorien: Klinische Untersuchung, bildgebende Verfahren und/oder chirurgische Exploration

N-Kategorien: Klinische Untersuchung, bildgebende Verfahren und/oder chirurgische Exploration

M-Kategorien: Klinische Untersuchung, bildgebende Verfahren und/oder chirurgische Exploration

▶ **Anmerkung**
Das Vorhandensein einer Zirrhose ist zwar ein wichtiger prognostischer Faktor, aber eine unabhängige prognostische Variable, die die TNM-Klassifikation nicht beeinflusst.

Anatomische Unterbezirke

1. Leber (C22.0)
2. Intrahepatische Gallengänge (C22.1)

Regionäre Lymphknoten

Die regionären Lymphknoten sind die des Leberhilus, die hepatischen (entlang der A. hepatica propria), die periportalen (entlang der V. portae) und diejenigen entlang der abdominalen V. cava inferior oberhalb der Vv. renales (ausgenommen die Lymphknoten unterhalb des Zwerchfells [„inferior phrenic nodes"]).

TNM: Klinische Klassifikation

T – Primärtumor

TX Primärtumor kann nicht beurteilt werden
T0 Kein Anhalt für Primärtumor

T1 Solitärer Tumor ohne Gefäßinvasion
T2 Solitärer Tumor mit Gefäßinvasion *oder* multiple Tumoren, keiner mehr als 5 cm in größter Ausdehnung
T3 Multiple Tumoren mehr als 5 cm in größter Ausdehnung oder Tumoren mit Befall eines größeren Astes der V. porta oder der Vv. hepaticae
T4 Tumor(en) mit direkter Invasion von Nachbarorganen ausgenommen Gallenblase *oder* Tumor(en) mit Perforation des viszeralen Peritoneums

N – Regionäre Lymphknoten

NX Regionäre Lymphknoten können nicht beurteilt werden
N0 Keine regionären Lymphknotenmetastasen
N1 Regionäre Lymphknotenmetastasen

M – Fernmetastasen

MX Fernmetastasen können nicht beurteilt werden
M0 Keine Fernmetastasen
M1 Fernmetastasen

pTNM: Pathologische Klassifikation

Die pT-, pN- und pM-Kategorien entsprechen den T-, N- und M-Kategorien.

pN0 Regionäre Lymphadenektomie und histologische Untersuchung üblicherweise von 3 oder mehr Lymphknoten.

Wenn die untersuchten Lymphknoten tumorfrei sind, aber die Zahl der üblicherweise untersuchten Lymphknoten nicht erreicht wird, soll pN0 klassifiziert werden.

Verdauungstrakt

G: Histopathologisches Grading

Für das histologischen Grading wird auf folgende Arbeit verwiesen: Edmondson HA, Steiner PE (1954) Primary carcinoma of the liver: a study of 100 cases among 48,900 necropsies. Cancer 7:462–504.

Das Edmondson-Steiner-Grading umfasst die Grade 1, 2, 3 und 4.

Stadiengruppierung

Stadium I	T1	N0	M0
Stadium II	T2	N0	M0
Stadium IIIA	T3	N0	M0
Stadium IIIB	T4	N0	M0
Stadium IIIC	Jedes T	N1	M0
Stadium IV	Jedes T	Jedes N	M1

Kurzfassung

Leber	
T1	Solitär, ohne Gefäßinvasion
T2	Solitär mit Gefäßinvasion, Multipel ≤ 5 cm
T3	Multipel > 5 cm, Invasion größerer Äste der V. portae oder Vv. hepaticae
T4	Invasion von Nachbarorganen ausgenommen Gallenblase, Perforation des viszeralen Peritoneums
N1	Regionär

Gallenblase
(ICD-O C23.9)

Regeln zur Klassifikation

Die Klassifikation gilt nur für Karzinome. Histologische Diagnose-sicherung ist erforderlich.

Verfahren zur Bestimmung der T-, N- und M-Kategorien sind:

T-Kategorien: Klinische Untersuchung, bildgebende Verfahren und/oder chirurgische Exploration
N-Kategorien: Klinische Untersuchung, bildgebende Verfahren und/oder chirurgische Exploration
M-Kategorien: Klinische Untersuchung, bildgebende Verfahren und/oder chirurgische Exploration

Regionäre Lymphknoten

Die regionären Lymphknoten sind die am Ductus cysticus und die pericholedochalen, hilären, peripankreatischen (nur Kopf), periduodenalen, periportalen, zöliakalen Lymphknoten sowie jene an der A. mesenterica superior.

TNM: Klinische Klassifikation

T – Primärtumor

TX   Primärtumor kann nicht beurteilt werden
T0   Kein Anhalt für Primärtumor
Tis   Carcinoma in situ

T1   Tumor infiltriert Schleimhaut oder Muskulatur
  T1a   Tumor infiltriert Schleimhaut
  T1b   Tumor infiltriert Muskulatur
T2   Tumor infiltriert perimuskuläres Bindegewebe, aber keine Ausbreitung jenseits der Serosa oder in die Leber

Verdauungstrakt

T3   Tumor perforiert Serosa (viszerales Peritoneum) und/oder infiltriert direkt die Leber und/oder ein(e) Nachbarorgan/-struktur, z. B. Magen, Duodenum, Kolon, Pankreas, Netz, extrahepatische Gallengänge

T4   Tumor infiltriert Stamm der V. portae oder A. hepatica oder infiltriert 2 oder mehr Nachbarorgane/-strukturen

N – Regionäre Lymphknoten

NX   Regionäre Lymphknoten können nicht beurteilt werden
N0   Keine regionären Lymphknotenmetastasen
N1   Regionäre Lymphknotenmetastasen

M – Fernmetastasen

MX   Fernmetastasen können nicht beurteilt werden
M0   Keine Fernmetastasen
M1   Fernmetastasen

pTNM: Pathologische Klassifikation

Die pT-, pN- und pM-Kategorien entsprechen den T-, N- und M-Kategorien.

pN0 Regionäre Lymphadenektomie und histologische Untersuchung üblicherweise von 3 oder mehr Lymphknoten.

Wenn die untersuchten Lymphknoten tumorfrei sind, aber die Zahl der üblicherweise untersuchten Lymphknoten nicht erreicht wird, soll pN0 klassifiziert werden.

G: Histopathologisches Grading

Siehe Definitionen S. 54.

Stadiengruppierung

Stadium 0	Tis	N0	M0
Stadium IA	T1	N0	M0
Stadium IB	T2	N0	M0
Stadium IIA	T3	N0	M0
Stadium IIB	T1, T2, T3	N1	M0
Stadium III	T4	Jedes N	M0
Stadium IV	Jedes T	Jedes N	M1

Kurzfassung

Gallenblase	
T1	Gallenblasenwand
T1a	Schleimhaut
T1b	Muskulatur
T2	Perimuskuläres Bindegewebe
T3	Serosa, ein Organ und/oder Leber
T4	V. porta, A. hepatica, 2 oder mehr Organe
N1	Regionär

Extrahepatische Gallengänge
(ICD-O C24.0)

Regeln zur Klassifikation

Die Klassifikation gilt nur für Karzinome der extrahepatischen Gallengänge und jene in Choledochuszysten. Histologische Diagnosesicherung ist erforderlich.

Verfahren zur Bestimmung der T-, N- und M-Kategorien sind:

T-Kategorien: Klinische Untersuchung, bildgebende Verfahren und/oder chirurgische Exploration

N-Kategorien: Klinische Untersuchung, bildgebende Verfahren und/oder chirurgische Exploration

M-Kategorien: Klinische Untersuchung, bildgebende Verfahren und/oder chirurgische Exploration

Regionäre Lymphknoten

Die regionären Lymphknoten sind die am Ductus cysticus und die pericholedochalen, hilären, peripankreatischen (nur Kopf), periduodenalen, periportalen, zöliakalen Lymphknoten sowie jene an der A. mesenterica superior.

TNM: Klinische Klassifikation

T – Primärtumor

TX   Primärtumor kann nicht beurteilt werden
T0   Kein Anhalt für Primärtumor
Tis   Carcinoma in situ

T1   Tumor auf Gallengang beschränkt
T2   Tumor infiltriert jenseits des Gallengangs

T3   Tumor infiltriert die Leber, Gallenblase, Pankreas, und/oder unilaterale Äste der V. portae (rechts oder links) oder der A. hepatica propria (rechts oder links)

T4   Tumor infiltriert eine oder mehrere Nachbarstruktur(en): Hauptstamm der V. portae oder ihrer Äste bilateral, A. hepatica communis oder Nachbarorgane/-strukturen wie Kolon, Magen, Duodenum, Abdominalwand

▶ **Anmerkung der Übersetzer**

Die Definition der Wandstrukturen ist in der wörtlichen Übersetzung des englischen Textes nicht eindeutig definiert. Um hier Missverständnisse zu vermeiden, schlagen wir folgende Definition vor:

T1   Tumor auf das subepitheliale Bindegewebe oder die fibromuskuläre Schicht beschränkt

T2   Tumor infiltriert das perifibromuskuläre Bindegewebe

N – Regionäre Lymphknoten

NX   Regionäre Lymphknoten können nicht beurteilt werden
N0   Keine regionären Lymphknotenmetastasen
N1   Regionäre Lymphknotenmetastasen

M – Fernmetastasen

MX   Fernmetastasen können nicht beurteilt werden
M0   Keine Fernmetastasen
M1   Fernmetastasen

pTNM: Pathologische Klassifikation

Die pT-, pN- und pM-Kategorien entsprechen den T-, N- und M-Kategorien.

pN0 Regionäre Lymphadenektomie und histologische Untersuchung üblicherweise von 3 oder mehr Lymphknoten.

Wenn die untersuchten Lymphknoten tumorfrei sind, aber die Zahl der üblicherweise untersuchten Lymphknoten nicht erreicht wird, soll pN0 klassifiziert werden.

Verdauungstrakt

G: Histopathologisches Grading

Siehe Definitionen S. 54.

Stadiengruppierung

Stadium 0	Tis	N0	M0
Stadium IA	T1	N0	M0
Stadium IB	T2	N0	M0
Stadium IIA	T3	N0	M0
Stadium IIB	T1, T2, T3	N1	M0
Stadium III	T4	Jedes N	M0
Stadium IV	Jedes T	Jedes N	M1

Kurzfassung

Extrahepatische Gallengänge	
T1	Subepitheliales Bindegewebe, fibromuskuskuläre Schicht
T2	Perifibromuskuläres Bindegewebe
T3	Leber, Gallenblase, Pankreas, unilaterale Gefäße
T4	Andere Nachbarorgane, Hauptgefäße, bilaterale Gefäße
N1	Regionär

Ampulla Vateri
(ICD-O C24.1)

Regeln zur Klassifikation

Die Klassifikation gilt nur für Karzinome. Histologische Diagnosesicherung ist erforderlich.

Verfahren zur Bestimmung der T-, N- und M-Kategorien sind:

T-Kategorien: Klinische Untersuchung, bildgebende Verfahren und/oder chirurgische Exploration

N-Kategorien: Klinische Untersuchung, bildgebende Verfahren und/oder chirurgische Exploration

M-Kategorien: Klinische Untersuchung, bildgebende Verfahren und/oder chirurgische Exploration

Regionare Lymphknoten

Regionäre Lymphknoten sind:

Superior: Oberhalb von Kopf und Körper des Pankreas

Inferior: Unterhalb von Kopf und Körper des Pankreas

Anterior: Vordere pankreatikoduodenale, pylorische und proximale mesenteriale Lymphknoten

Posterior: Hintere pankreatikoduodenale Lymphknoten, Lymphknoten am Ductus choledochus und proximale mesenteriale Lymphknoten

▶ **Anmerkung**

Die Milzlymphknoten und jene am Schwanz des Pankreas sind nicht regionär; Metastasen in diesen Lymphknoten werden als Fernmetastasen (M1) klassifiziert.

Verdauungstrakt

TNM: Klinische Klassifikation

T – Primärtumor

TX   Primärtumor kann nicht beurteilt werden
T0   Kein Anhalt für Primärtumor
Tis   Carcinoma in situ

T1   Tumor begrenzt auf die Ampulla Vateri oder den Oddi-Sphinkter
T2   Tumor infiltriert in Duodenalwand
T3   Tumor infiltriert in Pankreas
T4   Tumor infiltriert in peripankreatisches Weichgewebe und/oder andere Nachbarorgane/-strukturen

N – Regionäre Lymphknoten

NX   Regionäre Lymphknoten können nicht beurteilt werden
N0   Keine regionären Lymphknotenmetastasen
N1   Regionäre Lymphknotenmetastasen

M – Fernmetastasen

MX   Fernmetastasen können nicht beurteilt werden
M0   Keine Fernmetastasen
M1   Fernmetastasen

pTNM: Pathologische Klassifikation

Die pT-, pN- und pM-Kategorien entsprechen den T-, N- und M-Kategorien.

pN0 Regionäre Lymphadenektomie und histologische Untersuchung üblicherweise von 10 oder mehr Lymphknoten.

Wenn die untersuchten Lymphknoten tumorfrei sind, aber die Zahl der üblicherweise untersuchten Lymphknoten nicht erreicht wird, soll pN0 klassifiziert werden.

G: Histopathologisches Grading

Siehe Definitionen S. 54.

Stadiengruppierung

Stadium 0	Tis	N0	M0
Stadium IA	T1	N0	M0
Stadium IB	T2	N0	M0
Stadium IIA	T3	N0	M0
Stadium IIB	T1, T2, T3	N1	M0
Stadium III	T4	Jedes N	M0
Stadium IV	Jedes T	Jedes N	M1

Kurzfassung

Ampulla Vateri	
T1	Nur Ampulle oder Sphinkter Oddi
T2	Duodenalwand
T3	Pankreas
T4	Jenseits Pankreas
N1	Regionär

Verdauungstrakt

Pankreas
(ICD-O C25)

Regeln zur Klassifikation

Die Klassifikation gilt nur für Karzinome des exokrinen Pankreas. Histologische Diagnosesicherung ist erforderlich.

Verfahren zur Bestimmung der T-, N- und M-Kategorien sind:

T-Kategorien: Klinische Untersuchung, bildgebende Verfahren und/ oder chirurgische Exploration

N-Kategorien: Klinische Untersuchung, bildgebende Verfahren und/ oder chirurgische Exploration

M-Kategorien: Klinische Untersuchung, bildgebende Verfahren und/ oder chirurgische Exploration

Anatomische Unterbezirke

1. Pankreaskopf[1] (C25.0)
2. Pankreaskörper[2] (C25.1)
3. Pankreasschwanz[3] (C25.2)

▶ **Anmerkungen**

[1] Tumoren des Pankreaskopfes sind jene, die rechts vom linken Rand der V. mesenterica superior entstehen. Der Processus uncinatus wird als Teil des Pankreaskopfes betrachtet.

[2] Tumoren des Pankreaskörpers sind jene, die zwischen linkem Rand der V. mesenterica superior und linkem Rand der Aorta entstehen.

[3] Tumoren des Pankreasschwanzes sind jene, welche zwischen linkem Rand der Aorta und Milzhilus entstehen.

Regionäre Lymphknoten

Regionäre Lymphknoten sind die peripankreatischen Lymphknoten, die wie folgt unterteilt werden können:

Superior: Oberhalb von Kopf und Körper

Inferior: Unterhalb von Kopf und Körper

Anterior: Vordere pankreatikoduodenale, pylorische (nur bei Kopftumoren) und proximale mesenteriale Lymphknoten

Posterior: Hintere pankreatikoduodenale Lymphknoten, Lymphknoten am Ductus choledochus und proximale mesenteriale Lymphknoten

Lienal: Lymphknoten am Hilus der Milz und um den Pankreasschwanz (nur bei Tumoren des Körpers und Schwanzes)

Zöliakal: Nur bei Kopftumoren

TNM: Klinische Klassifikation

T – Primärtumor

TX Primärtumor kann nicht beurteilt werden
T0 Kein Anhalt für Primärtumor
Tis Carcinoma in situ

T1 Tumor begrenzt auf Pankreas, 2 cm oder weniger in größter Ausdehnung

T2 Tumor begrenzt auf Pankreas, mehr als 2 cm in größter Ausdehnung

T3 Tumor breitet sich jenseits des Pankreas aus, jedoch ohne Infiltration des Truncus coeliacus oder der A. mesenterica superior

T4 Tumor infiltriert Truncus coeliacus oder A. mesenterica superior

N – Regionäre Lymphknoten

NX Regionäre Lymphknoten können nicht beurteilt werden
N0 Keine regionären Lymphknotenmetastasen
N1 Regionäre Lymphknotenmetastasen

M – Fernmetastasen

MX Fernmetastasen können nicht beurteilt werden
M0 Keine Fernmetastasen
M1 Fernmetastasen

Verdauungstrakt

pTNM: Pathologische Klassifikation

Die pT-, pN- und pM-Kategorien entsprechen den T-, N- und M-Kategorien.

pN0 Regionäre Lymphadenektomie und histologische Untersuchung üblicherweise von 10 oder mehr Lymphknoten.

Wenn die untersuchten Lymphknoten tumorfrei sind, aber die Zahl der üblicherweise untersuchten Lymphknoten nicht erreicht wird, soll pN0 klassifiziert werden.

G: Histopathologisches Grading

Siehe Definitionen S. 54.

Stadiengruppierung

Stadium 0	Tis	N0	M0
Stadium IA	T1	N0	M0
Stadium IB	T2	N0	M0
Stadium IIA	T3	N0	M0
Stadium IIB	T1, T2, T3	N1	M0
Stadium III	T4	Jedes N	M0
Stadium IV	Jedes T	Jedes N	M1

Kurzfassung

Pankreas	
T1	≤ 2 cm, begrenzt auf Pankreas
T2	> 2 cm, begrenzt auf Pankreas
T3	Jenseits Pankreas
T4	Truncus coeliacus, A. mesenterica superior
N1	Regionär

Lungen- und Pleuratumoren

Einführende Bemerkungen

Die Klassifikation gilt für Karzinome der Lunge und das maligne Mesotheliom der Pleura.

Jeder anatomische Bezirk wird nach folgendem Schema beschrieben

- Regeln zur Klassifikation mit den Verfahren für die Bestimmung der T-, N- und M-Kategorien. Zusätzliche Methoden zur Erhöhung der Genauigkeit der Bestimmung vor der Behandlung können benutzt werden
- Anatomische Bezirke und Unterbezirke, falls erforderlich
- Definition der regionären Lymphknoten
- TNM: Klinische Klassifikation
- pTNM: Pathologische Klassifikation
- G: Histopathologisches Grading
- R-Klassifikation
- Stadiengruppierung
- Kurzfassung

Regionäre Lymphknoten

Die direkte Ausbreitung eines Tumors in Lymphknoten wird als Lymphknotenmetastase klassifiziert.

Fernmetastasen

Die Kategorien können wie folgt spezifiziert werden:

Lunge	PUL	Knochenmark	MAR
Knochen	OSS	Pleura	PLE

Leber	HEP		Peritoneum	PER
Hirn	BRA		Nebenniere	ADR
Lymphknoten	LYM		Haut	SKI
Andere Organe	OTH			

R-Klassifikation

Das Fehlen oder Vorhandensein von Residualtumor nach Behandlung wird durch das Symbol R beschrieben. Die folgenden Definitionen der R-Klassifikation sind:

RX   Vorhandensein von Residualtumor kann nicht beurteilt werden
R0   Kein Residualtumor
R1   Mikroskopischer Residualtumor
R2   Makroskopischer Residualtumor

Lunge
(ICD-O C34)

Regeln zur Klassifikation

Die Klassifikation gilt nur für Karzinome. Histologische Diagnosesicherung und Unterteilung der Fälle nach histologischem Typ sind erforderlich.

Verfahren zur Bestimmung der T-, N- und M-Kategorien sind:

T-Kategorien: Klinische Untersuchung, bildgebende Verfahren, Endoskopie und/oder chirurgische Exploration

N-Kategorien: Klinische Untersuchung, bildgebende Verfahren, Endoskopie und/oder chirurgische Exploration

M-Kategorien: Klinische Untersuchung, bildgebende Verfahren und/oder chirurgische Exploration

Anatomische Unterbezirke

- Hauptbronchus (C34.0)
- Oberlappen (C34.1)
- Mittellappen (C34.2)
- Unterlappen (C34.3)

Regionäre Lymphknoten

Regionäre Lymphknoten sind die intrathorakalen, Skalenus- und supraklavikulären Lymphknoten.

Lunge und Pleura

TNM: Klinische Klassifikation

T – Primärtumor

TX   Primärtumor kann nicht beurteilt werden oder Nachweis von malignen Zellen im Sputum oder bei Bronchialspülungen, jedoch Tumor weder radiologisch noch bronchoskopisch sichtbar

T0   Kein Anhalt für Primärtumor

Tis   Carcinoma in situ

T1   Tumor 3 cm oder weniger in größter Ausdehnung, umgeben von Lungengewebe oder viszeraler Pleura, kein bronchoskopischer Nachweis einer Infiltration proximal eines Lappenbronchus (Hauptbronchus frei)[1]

T2   Tumor mit wenigstens einem der folgenden Kennzeichen hinsichtlich Größe oder Ausbreitung:
- Tumor mehr als 3 cm in größter Ausdehnung
- Tumor befällt Hauptbronchus, 2 cm oder weiter distal der Carina
- Tumor infiltriert viszerale Pleura
- assoziierte Atelektase oder obstruktive Entzündung bis zum Hilus, aber nicht der ganzen Lunge

T3   Tumor jeder Größe mit direkter Infiltration einer der folgenden Strukturen: Brustwand (einschließlich der Sulcus-superior-Tumoren), Zwerchfell, mediastinale Pleura, parietales Perikard; *oder* Tumor im Hauptbronchus weniger als 2 cm distal der Carina[1], aber Carina selbst nicht befallen *oder* Tumor mit Atelektase oder obstruktiver Entzündung der ganzen Lunge

T4   Tumor jeder Größe mit Infiltration wenigstens einer der folgenden Strukturen: Mediastinum, Herz, große Gefäße, Trachea, Ösophagus, Wirbelkörper, Carina; vom Primärtumor getrennte Tumorherde im gleichen Lappen; oder Tumor mit malignem Pleuraerguss[2]

▶ **Anmerkungen**

[1] Ein seltener, sich oberflächlich ausbreitender Tumor jeder Größe mit einer nur auf die Bronchialwand begrenzten Infiltration wird auch dann, wenn er sich weiter proximal ausdehnt, als T1 klassifiziert.

[2] Die meisten Pleuraergüsse bei Lungenkarzinomen sind durch den Tumor verursacht. Es gibt jedoch einige wenige Patienten, bei denen die mehrfache zytologische Untersuchung des Pleuraergusses negativ und der Erguss weder

hämorrhagisch noch exsudativ ist. Wo diese Befunde und die klinische Beurteilung einen tumorbedingten Erguss ausschließen, sollte der Erguss als Kriterium der Klassifikation nicht berücksichtigt und der Tumor als T1, T2 oder T3 eingestuft werden.

N – Regionäre Lymphknoten

NX   Regionäre Lymphknoten können nicht beurteilt werden
N0   Keine regionären Lymphknotenmetastasen
N1   Metastase(n) in ipsilateralen peribronchialen und/oder ipsilateralen Hilus- oder intrapulmonalen Lymphknoten (einschließlich eines Befalls durch direkte Ausbreitung des Primärtumors)
N2   Metastase(n) in ipsilateralen mediastinalen und/oder subkarinalen Lymphknoten
N3   Metastase(n) in kontralateralen mediastinalen, kontralateralen Hilus-, ipsi- oder kontralateralen Skalenus- oder supraklavikulären Lymphknoten

M – Fernmetastasen

MX   Fernmetastasen können nicht beurteilt werden
M0   Keine Fernmetastasen
M1   Fernmetastasen, einschließlich vom Primärtumor getrennte Tumorherde in einem anderen Lungenlappen (ipsilateral oder kontralateral)

pTNM: Pathologische Klassifikation

Die Kategorien pT, pN und pM entsprechen den Kategorien T, N und M.

pN0 Regionäre Lymphadenektomie und histologische Untersuchung üblicherweise von 6 oder mehr Lymphknoten.

Wenn die untersuchten Lymphknoten tumorfrei sind, aber die Zahl der üblicherweise untersuchten Lymphknoten nicht erreicht wird, soll pN0 klassifiziert werden.

Lunge und Pleura

G: Histopathologisches Grading

GX   Differenzierungsgrad kann nicht beurteilt werden
G1   Gut differenziert
G2   Mäßig differenziert
G3   Schlecht differenziert
G4   Undifferenziert

Stadiengruppierung

Okkultes Karzinom	TX	N0	M0
Stadium 0	Tis	N0	M0
Stadium IA	T1	N0	M0
Stadium IB	T2	N0	M0
Stadium IIA	T1	N1	M0
Stadium IIB	T2	N1	M0
	T3	N0	M0
Stadium IIIA	T1, T2	N2	M0
	T3	N1, N2	M0
Stadium IIIB	Jedes T	N3	M0
	T4	Jedes N	M0
Stadium IV	Jedes T	Jedes N	M1

Kurzfassung

Lunge	
TX	Positive Zytologie
T1	≤ 3 cm
T2	> 3 cm, Hauptbronchus ≥ 2 cm von der Carina, Invasion von viszeraler Pleura, partielle Atelektase
T3	Brustwand, Zwerchfell, Perikard, mediastinale Pleura, Hauptbronchus < 2 cm von der Carina, totale Atelektase
T4	Mediastinum, Herz, große Gefäße, Carina, Trachea, Ösophagus, getrennte Tumorherde im selben Lappen, maligner Pleuraerguss

N1	Ipsilaterale peribronchiale/hiläre Lymphknoten
N2	Ipsilaterale mediastinale/subkarinale Lymphknoten
N3	Kontralaterale mediastinale, hiläre, ipsi- oder kontralaterale Skalenus- oder supraklavikuläre Lymphknoten
M1	Einschließlich getrennter Tumorherde in einem anderen Lappen

Pleuramesotheliom
(ICD-O C38.4)

Regeln zur Klassifikation

Die Klassifikation gilt nur für maligne Mesotheliome der Pleura. Histologische Diagnosesicherung ist erforderlich.

Verfahren zur Bestimmung der T-, N- und M-Kategorien sind:

T-Kategorien: Klinische Untersuchung, bildgebende Verfahren, Endoskopie und/oder chirurgische Exploration

N-Kategorien: Klinische Untersuchung, bildgebende Verfahren, Endoskopie und/oder chirurgische Exploration

M-Kategorien: Klinische Untersuchung, bildgebende Verfahren und/oder chirurgische Exploration

▶ **Anmerkung der Übersetzer**
Ein histologisches Grading wird nicht angewendet.

Regionäre Lymphknoten

Regionäre Lymphknoten sind die intrathorakalen, diejenigen entlang den Aa. mammariae internae, die Skalenus- und supraklavikulären Lymphknoten.

TNM: Klinische Klassifikation

T – Primärtumor

TX   Primärtumor kann nicht beurteilt werden
T0   Kein Anhalt für Primärtumor

T1   Tumor befällt ipsilaterale parietale Pleura, mit oder ohne fokale Beteiligung der viszeralen Pleura

  T1a   Tumor begrenzt auf ipsilaterale parietale (mediastinale, diaphragmale) Pleura. Keine Beteiligung der viszeralen Pleura

T1b Tumor befällt ipsilaterale parietale (mediastinale, diaphragmale) Pleura. Fokale Beteiligung der viszeralen Pleura

T2 Tumor befällt die ipsilaterale Pleuraoberfläche mit wenigstens einem der folgenden Merkmale:
- Konfluierender Tumor der viszeralen Pleura (einschließlich der Fissuren)
- Infiltration des Zwerchfellmuskels
- Infiltration des Lungenparenchym

T3[1] Tumor befällt die ipsilaterale Pleuraoberfläche mit wenigstens einem der folgenden Merkmale:
- Infiltration der endothorakalen Faszie
- Infiltration von mediastinalem Fettgewebe
- Einzelner Tumorherd mit Infiltration des Weichgewebes der Thoraxwand
- Nicht transmurale Infiltration des Perikard

T4[2] Tumor befällt die ipsilaterale Pleuraoberfläche mit wenigstens einem der folgenden Merkmale:
- Diffuse oder multifokale Infiltration der Weichgewebe der Thoraxwand
- Infiltration der Rippe(n)
- Infiltration durch das Zwerchfell in das Peritoneum
- Infiltration anderer Mediastinalorgane
- Direkte Ausbreitung in die kontralaterale Pleura
- Infiltration der Wirbelsäule
- Ausbreitung auf die innere Oberfläche des Perikards
- Perikarderguss mit positiver Zytologie
- Infiltration des Myokards
- Infiltration des Plexus brachialis

▶ **Anmerkung**

[1] T3 beschreibt einen lokal fortgeschrittenen, aber potenziell resektablen Tumor.

[2] T4 beschreibt einen lokal fortgeschrittenen, nicht resezierbaren Tumor.

N – Regionäre Lymphknoten

NX Regionäre Lymphknoten können nicht beurteilt werden

N0 Keine regionären Lymphknotenmetastasen

N1 Metastase(n) in ipsilateralen bronchopulmonalen und/oder ipsilateralen Hiluslymphknoten

N2	Metastase(n) in subcarinalen Lymphknoten und/oder ipsilateralen Lymphknoten entlang der A. mammaria interna oder in mediastinalen Lymphknoten
N3	Metastase(n) in kontralateralen mediastinalen Lymphknoten, solchen entlang der kontraleralen A. mammaria interna, kontralateralen Hilus- und/oder ipsi- oder kontralateralen Skalenus- oder supraklavikulären Lymphknoten

M – Fernmetastasen

MX	Fernmetastasen können nicht beurteilt werden
M0	Keine Fernmetastasen
M1	Fernmetastasen

pTNM: Pathologische Klassifikation

Die Kategorien pT, pN und pM entsprechen den Kategorien T, N und M.

Stadiengruppierung

Stadium IA	T1a	N0	M0
Stadium IB	T1b	N0	M0
Stadium II	T2	N0	M0
Stadium III	T1, T2	N1	M0
	T1, T2	N2	M0
	T3	N0, N1, N2	M0
Stadium IV	T4	Jedes N	M0
	Jedes T	N3	M0
	Jedes T	Jedes N	M1

Kurzfassung

Pleuramesotheliom

T1	Ipsilaterale parietale Pleura
T1a	Keine viszerale Pleura
T1b	Viszerale Pleura
T2	Ipsilaterale Lunge, Zwerchfell, viszerale Pleura konfluierend
T3	Endothorakale Faszie, mediastinales Fett, Brustwand fokal, Perikard nichttransmural
T4	Kontralaterale Pleura, Peritoneum, Rippe(n), Brustwand ausgedehnt, Mediastinum ausgedehnt, Myokard, Plexus brachialis, Wirbelsäule, Perikard transmural, maligner Perikarderguss
N1	Ipsilaterale bronchopulmonale, hiläre Lymphknoten
N2	Subcarinae, ipsilaterale mediastinale Lymphknoten, entlang A. mammaria interna
N3	Kontralaterale mediastinale Lymphknoten, entlang A. mammaria interna, hiläre, ipsi- oder kontralaterale Skalenus- oder supraklavikuläre Lymphknoten

Tumoren der Knochen und Weichteile

Einführende Bemerkungen

Folgende anatomische Bezirke werden klassifiziert:
- Knochen
- Weichteile

Jeder anatomische Bezirk wird nach folgendem Schema beschrieben

- Regeln zur Klassifikation mit den Verfahren für die Bestimmung der T-, N- und M-Kategorien. Zusätzliche Methoden zur Erhöhung der Genauigkeit der Bestimmung vor Behandlung können benutzt werden
- Anatomische Unterbezirke, falls angemessen
- Definition der regionären Lymphknoten
- TNM: Klinische Klassifikation
- pTNM: Pathologische Klassifikation
- G: Histopathologisches Grading
- Stadiengruppierung
- Kurzfassung

G: Histopathologisches Grading

Das Staging von Knochen- und Weichteilsarkomen basiert auf einem zweistufigem Gradingsystem („niedriggradig" vs. „hochgradig"). Da verschiedene Gradingsysteme benutzt werden, wird folgende Art der Übersetzung von drei- oder vierstufigen Gradingsystemen in das zweistufige System empfohlen. In dem am häufigsten verwendeten dreistufigen Gradingsystem entspricht der Grad 1 „niedriggradig" und Grad 2 und 3 „hochgradig". In dem weniger häufig verwendeten vierstufigen Gradingsystem entsprechen die Grade 1 und 2 „niedriggradig" und die Grade 3 und 4 „hochgradig"

Fernmetastasen

Die Kategorien können wie folgt spezifiziert werden:

Lunge	PUL	Knochenmark	MAR
Knochen	OSS	Pleura	PLE
Leber	HEP	Peritoneum	PER
Hirn	BRA	Nebenniere	ADR
Lymphknoten	LYM	Haut	SKI
Andere Organe	OTH		

R-Klassifikation

Das Fehlen oder Vorhandensein von Residualtumor nach Behandlung wird durch das Symbol R beschrieben. Die Definitionen der R-Klassifikation sind:

RX   Vorhandensein von Residualtumor kann nicht beurteilt werden
R0   Kein Residualtumor
R1   Mikroskopischer Residualtumor
R2   Makroskopischer Residualtumor

Knochen
(ICD-O C40, 41)

Regeln zur Klassifikation

Die Klassifikation gilt für alle primären malignen Knochentumoren mit Ausnahme der malignen Lymphome, der Plasmozytome (der multiplen Myelome), der Oberflächen-/juxtakortikalen Osteosarkome und der juxtakortikalen Chondrosarkome. Histologische Diagnosesicherung und Unterteilung der Fälle nach histologischem Typ und Grad sind erforderlich.

Verfahren zur Bestimmung der T-, N- und M-Kategorien sind:

T-Kategorien: Klinische Untersuchung und bildgebende Verfahren
N-Kategorien: Klinische Untersuchung und bildgebende Verfahren
M-Kategorien: Klinische Untersuchung und bildgebende Verfahren

Regionäre Lymphknoten

Regionär sind diejenigen Lymphknoten, die der Lage des Primärtumors entsprechen. Regionäre Lymphknotenmetastasen sind selten.

TNM: Klinische Klassifikation

T – Primärtumor

TX	Primärtumor kann nicht beurteilt werden
T0	Kein Anhalt für Primärtumor
T1	Tumor 8 cm oder weniger in größter Ausdehnung
T2	Tumor mehr als 8 cm in größter Ausdehnung
T3	Diskontinuierliche Ausbreitung im primär befallenen Knochen

Knochen und Weichteile

N – Regionäre Lymphknoten

NX   Regionäre Lymphknoten können nicht beurteilt werden
N0   Keine regionären Lymphknotenmetastasen
N1   Regionäre Lymphknotenmetastasen

M – Fernmetastasen

MX   Fernmetastasen können nicht beurteilt werden
M0   Keine Fernmetastasen
M1   Fernmetastasen
 M1a   Lunge
 M1b   Andere Fernmetastasen

pTNM: Pathologische Klassifikation

Die pT-, pN- und pM-Kategorien entsprechen den T-, N- und M-Kategorien.

G: Histopathologisches Grading

Übersetzungstabelle für drei- oder vierstufige Gradingssteme in zweistufige Gradingsystem (niedriggradig vs. hochgradig)

TNM Zweistufiges System	Dreistufiges Gradingsystem	Vierstufiges Gradingsystem
Niedriggradig	Grad 1	Grad 1
		Grad 2
Hochgradig	Grad 2	Grad 3
	Grad 3	Grad 4

► **Anmerkung**
  Das Ewing-Sarkom des Knochens wird stets als G4 klassifiziert.

Stadiengruppierung

Stadium IA	T1	N0, NX	M0	Niedriggradig
Stadium IB	T2	N0, NX	M0	Niedriggradig
Stadium IIA	T1	N0, NX	M0	Hochgradig
Stadium IIB	T2	N0, NX	M0	Hochgradig
Stadium III	T3	N0, NX	M0	Jeder Grad
Stadium IVA	Jedes T	N0, NX	M1a	Jeder Grad
Stadium IVB	Jedes T	N1	Jedes M	Jeder Grad
	Jedes T	Jedes N	M1b	Jeder Grad

Kurzfassung

Knochen	
T1	≤ 8 cm
T2	> 8 cm
T3	Diskontinuierlich primär befallener Knochen
N1	Regionär
M1a	Lungenmetastase(n)
M1b	Andere Fernmetastasen
	Niedriggradig
	Hochgradig

Weichteile
(ICD-O C38.1–3, C47, 48.0, 49)

Regeln zur Klassifikation

Histologische Diagnosesicherung und Unterteilung der Fälle nach histologischem Typ und Grad sind erforderlich.

Verfahren zur Bestimmung der T-, N- und M-Kategorien sind:

T-Kategorien: Klinische Untersuchung und bildgebende Verfahren
N-Kategorien: Klinische Untersuchung und bildgebende Verfahren
M-Kategorien: Klinische Untersuchung und bildgebende Verfahren

Anatomische Bezirke und Unterbezirke

1. Bindegewebe, subkutanes und andere Weichteilgewebe, periphere Nerven (C47, C49)
2. Retroperitoneum (C48.0)
3. Mediastinum: vorderes (C38.1), hinteres (C38.2), o. n. A. (C38.3)

Histologische Tumortypen

In die Klassifikation einbezogen sind die folgenden histologischen Tumortypen (mit den entsprechenden ICD-Code-Nummern) und ihre Subtypen bzw. Varianten:

Alveoläres Weichteilsarkom	9581/3
Epithelioidzelliges Sarkom	8804/3
Chondrosarkom der Weichteile	9220/3
Osteosarkom der Weichteile	9180/3
Ewing-Sarkom der Weichteile	9260/3
Primitiver neuroektodermaler Tumor (PNET)	9473/3
Fibrosarkom ohne nähere Angaben	8810/3
Leiomyosarkom ohne nähere Angaben	8890/3
Liposarkom ohne nähere Angaben	8850/3

Malignes fibröses Histiozytom	8830/3
Malignes Hämangioperizytom	9150/3
Malignes Mesenchymom	8990/3
Maligner peripherer Nervenscheidentumor	
(MPNST) – malignes Schwannom	9540/3
Rhabdomyosarkom	8900/3
Synovialsarkom ohne nähere Angaben	9040/3
Sarkom ohne nähere Angaben	8800/3

Die folgenden histologischen Tumortypen werden nicht in diese Klassifikation einbezogen: Kaposi-Sarkom, Dermatofibrosarcoma (protuberans), sog. Fibromatosen (Desmoid-Tumor) und Sarkome mit Ursprung in der Dura mater, im Gehirn, in parenchymatösen oder Hohlorganen (ausgenommen Sarkome der Brust).

Ebenfalls nicht einbezogen wird das Angiosarkom, ein aggressiver Tumor, weil sein Verlauf schwer abschätzbar und somit nicht kompatibel mit der Klassifikation ist.

Regionäre Lymphknoten

Regionär sind diejenigen Lymphknoten, die der Lage des Primärtumors entsprechen. Regionäre Lymphknotenmetastasen sind selten.

TNM: Klinische Klassifikation

TX   Primärtumor kann nicht beurteilt werden
T0   Kein Anhalt für Primärtumor

T1   Tumor 5 cm oder weniger in größter Ausdehnung
  T1a   Oberflächlicher Tumor[1]
  T1b   Tiefer Tumor[1]
T2   Tumor mehr als 5 cm in größter Ausdehnung
  T2a   Oberflächlicher Tumor[1]
  T2b   Tiefer Tumor[1]

▶ **Anmerkung**
[1] Ein oberflächlicher Tumor ist vollständig oberhalb der oberflächlichen Faszie lokalisiert und infiltriert diese nicht; ein tiefer Tumor ist entweder ausschließ-

lich unterhalb der oberflächlichen Faszie lokalisiert oder oberhalb der Faszie mit Infiltration der oder durch die Faszie. Retroperitoneale, mediastinale und Weichteilsarkome des Beckens werden als tiefe Tumoren klassifiziert.

N – Regionäre Lymphknoten

NX   Regionäre Lymphknoten können nicht beurteilt werden
N0   Keine regionären Lymphknotenmetastasen
N1   Regionäre Lymphknotenmetastasen

M – Fernmetastasen

MX   Das Vorliegen von Fernmetastasen kann nicht beurteilt werden
M0   Keine Fernmetastasen
M1   Fernmetastasen

pTNM: Pathologische Klassifikation

Die pT-, pN- und pM-Kategorien entsprechen den T-, N- und M-Kategorien.

G: Histopathologisches Grading

Übersetzungstabelle für drei- oder vierstufige Gradingssteme in zweistufige Gradingsystem (niedriggradig vs. hochgradig):

TNM Zweistufiges System	Dreistufiges Gradingsystem	Vierstufiges Gradingsystem
Niedriggradig	Grad 1	Grad 1
	Grad 2	
Hochgradig	Grad 2	Grad 3
	Grad 3	Grad 4

▶ **Anmerkung**
Das Ewing-Sarkom der Weichteile und der primitive neuroektodermale Tumor
werden stets als G4 klassifiziert.

Stadiengruppierung

Stadium IA	T1a	N0, NX	M0	Niedriggradig
	T1b	N0, NX	M0	Niedriggradig
Stadium IB	T2a	N0, NX	M0	Niedriggradig
	T2b	N0, NX	M0	Niedriggradig
Stadium IIA	T1a	N0, NX	M0	Hochgradig
	T1b	N0, NX	M0	Hochgradig
Stadium IIB	T2a	N0, NX	M0	Hochgradig
Stadium III	T2b	N0, NX	M0	Hochgradig
Stadium IV	Jedes T	N1	M0	Jedes G
	Jedes T	Jedes N	M1	Jedes G

Kurzfassung

Weichteilsarkome	
T1	≤5 cm
T1a	Oberflächlich
T1b	Tief
T2	>5 cm
T2a	Oberflächlich
T2b	Tief
N1	Regionär
	Niedriggradig
	Hochgradig

Knochen und Weichteile

Hauttumoren

Einführende Bemerkungen

Die Klassifikation gilt für Karzinome der Haut – ausschließlich die der Augenlider (s. S. 196), der Vulva (s. S. 133) und des Penis (s. S. 167) – sowie für das maligne Melanom der Haut.

Anatomische Bezirke

Folgende Bezirke werden entsprechend ihren topographischen ICD-O-Rubriken unterschieden:
- Lippenhaut (ohne Lippenrot) (C44.0)
- Augenlid (C44.1)
- Haut des äußeren Ohres (C44.2)
- Andere Partien der Gesichtshaut (C44.3)
- Haut von Kopf und Hals (C44.4)
- Haut des Stamms (einschließlich Analrand und perianale Haut) (C44.5)
- Haut von Arm und Schulter (C44.6)
- Haut von Bein und Hüfte (C44.7)
- Vulva (C51.0)
- Penis (C60.9)
- Skrotum (C63.2)

Jeder Tumortyp wird nach folgendem Schema beschrieben

- Regeln zur Klassifikation mit den Verfahren für die Bestimmung der T-, N- und M-Kategorien
- Definition der regionären Lymphknoten
- TNM: Klinische Klassifikation
- pTNM: Pathologische Klassifikation
- G: Histopathologisches Grading

- Stadiengruppierung
- Kurzfassung

Regionäre Lymphknoten

Die regionären Lymphknoten entsprechen der jeweiligen Lokalisation des Primärtumors.

Für unilaterale Tumoren gilt:

Kopf und Hals: Ipsilaterale präaurikuläre, submandibuläre, zervikale und supraklavikuläre Lymphknoten

Thorax: Ipsilaterale axilläre Lymphknoten

Obere Extremität: Ipsilaterale epitrochleare und axilläre Lymphknoten

Abdomen, Flanken und Gesäß: Ipsilaterale inguinale Lymphknoten

Untere Extremität: Ipsilaterale popliteale und inguinale Lymphknoten

Analrand und perianale Haut: Ipsilaterale inguinale Lymphknoten

Für Primärtumoren in der Grenzzone zwischen den oben angeführten Regionen sind die Lymphknoten, die die Regionen an beiden Seiten der Grenzzone drainieren, als regionär anzusehen.
Die nachstehenden 4 cm breiten Gebiete sind als Grenzzonen zu betrachten.

Zwischen	*Entlang*
Rechts/links	Mittellinie
Kopf und Hals/Thorax	Klavikula – Akromion – oberer Schulterblattrand
Thorax/obere Extremität	Schulter – Achselhöhle – Schulter
Thorax/Abdomen, Flanken und Gesäß	*Vorn:* Mitte zwischen Nabel und Rippenbogen; *Hinten:* untere Grenze der Brustwirbelsäule (mittlere transversale Achse)
Abdomen, Flanken und Gesäß/ untere Extremität	Leiste – Trochanter – Glutäalfalte

Jede Metastase in anderen als den aufgeführten regionären Lymphknoten wird als Fernmetastase klassifiziert.

Fernmetastasen

Die Kategorien M1 und pM1 können wie folgt spezifiziert werden:

Lunge	PUL	Knochenmark	MAR
Knochen	OSS	Pleura	PLE
Leber	HEP	Peritoneum	PER
Hirn	BRA	Nebenniere	ADR
Lymphknoten	LYM	Haut	SKI
Andere Organe	OTH		

R-Klassifikation

Das Fehlen oder Vorhandensein von Residualtumor nach Behandlung wird durch das Symbol R beschrieben. Die Definitionen der R-Klassifikation sind:

RX	Vorhandensein von Residualtumor kann nicht beurteilt werden
R0	Kein Residualtumor
R1	Mikroskopischer Residualtumor
R2	Makroskopischer Residualtumor

Karzinom der Haut (ausschließlich Augenlid, Vulva und Penis) (ICD-O C44.0, 2–9, C63.2)

Regeln zur Klassifikation

Die Klassifikation gilt nur für Karzinome. Histologische Diagnosesicherung und Unterteilung der Fälle nach histologischem Typ sind erforderlich.

Verfahren zur Bestimmung der T-, N- und M-Kategorien sind:

T-Kategorien: Klinische Untersuchung
N-Kategorien: Klinische Untersuchung und bildgebende Verfahren
M-Kategorien: Klinische Untersuchung und bildgebende Verfahren

Regionäre Lymphknoten

Die regionären Lymphknoten entsprechen der jeweiligen Lokalisation des Primärtumors. Siehe Definitionen S. 112.

TNM: Klinische Klassifikation

T – Primärtumor

TX   Primärtumor kann nicht beurteilt werden
T0   Kein Anhalt für Primärtumor
Tis Carcinoma in situ

T1   Tumor 2 cm oder weniger in größter Ausdehnung
T2   Tumor mehr als 2 cm, aber nicht mehr als 5 cm in größter Ausdehnung
T3   Tumor mehr als 5 cm in größter Ausdehnung
T4   Tumor infiltriert tiefe extradermale Strukturen wie Knorpel, Skelettmuskel oder Knochen

▶ **Anmerkung**
Im Falle multipler simultaner Tumoren wird der Tumor mit der höchsten T-Kategorie klassifiziert und die Anzahl abgrenzbarer Tumoren in Klammern angegeben, z. B. T2(5).

N – Regionäre Lymphknoten

NX   Regionäre Lymphknoten können nicht beurteilt werden
N0   Keine regionären Lymphknotenmetastasen
N1   Regionäre Lymphknotenmetastasen

M – Fernmetastasen

MX   Fernmetastasen können nicht beurteilt werden
M0   Keine Fernmetastasen
M1   Fernmetastasen

pTNM: Pathologische Klassifikation

Die pT , pN und pM-Kategorien entsprechen den T-, N- und M-Kategorien.

pN0 Regionäre Lymphadenektomie und histologische Untersuchung üblicherweise von 6 oder mehr Lymphknoten.
Wenn die untersuchten Lymphknoten tumorfrei sind, aber die Zahl der üblicherweise untersuchten Lymphknoten nicht erreicht wird, soll pN0 klassifiziert werden.

G: Histopathologisches Grading

GX   Differenzierungsgrad kann nicht bestimmt werden
G1   Gut differenziert
G2   Mäßig differenziert
G3   Schlecht differenziert
G4   Undifferenziert

Stadiengruppierung

Stadium 0	Tis	N0	M0
Stadium I	T1	N0	M0
Stadium II	T2, T3	N0	M0
Stadium III	T4	N0	M0
	Jedes T	N1	M0
Stadium IV	Jedes T	Jedes N	M1

Kurzfassung

Karzinom der Haut	
T1	$\leq 2\,cm$
T2	$> 2–5\,cm$
T3	$> 5\,cm$
T4	Invasion tiefer extradermaler Strukturen (Knorpel, Skelett-muskel, Knochen)
N1	Regionär

Malignes Melanom der Haut (ICD-O C44, C51.0, C60.9, C63.2)

Regeln zur Klassifikation

Histologische Bestätigung der Diagnose ist erforderlich.
Verfahren zur Bestimmung der N- und M-Kategorien sind:

N-Kategorien: Klinische Untersuchung und bildgebende Verfahren
M-Kategorien: Klinische Untersuchung und bildgebende Verfahren

▶ **Anmerkung der Übersetzer**
Ein histologisches Grading wird nicht angewendet.

Regionäre Lymphknoten

Die regionären Lymphknoten entsprechen der jeweiligen Lokalisation des Primärtumors (s. Definitionen S. 112).

TNM: Klinische Klassifikation

T – Primärtumor

Die Ausbreitung des Tumors wird nach Exzision klassifiziert (s. pT, S. 118).

N – Regionäre Lymphknoten

NX	Regionäre Lymphknoten können nicht beurteilt werden
N0	Keine regionären Lymphknotenmetastasen
N1	Metastase(n) in einem solitären regionären Lymphknoten
N1a	Nur mikroskopische Metastase(n) (klinisch okkult)
N1b	Makroskopische Metastase(n) (klinisch nachweisbar)
N2	Metastasen in 2 oder 3 regionären Lymphknoten oder Satellit(en) oder In-transit-Metastasen

N2a   Nur mikroskopische Metastasen

N2b   Makroskopische nodale Metastasen

N2 c   Satellit(en) oder In-transit-Metastase(n) *ohne* regionäre Lymphknotenmetastasen

N3   Metastasen in 4 oder mehr regionären Lymphknoten oder verbackene regionäre Lymphknotenmetastasen oder Satellit(en) oder In-transit-Metastase(n) mit regionären Lymphknotenmetastasen

▶ **Anmerkung**

Satelliten sind Tumornester oder -knoten (makroskopisch oder mikroskopisch) innerhalb eines Abstandes von 2 cm vom Primärtumor. In-transit-Metastasen sind Metastasen der Haut oder Subkutis, die mehr als 2 cm vom Primärtumor entfernt, aber nicht jenseits der regionären Lymphknoten liegen.

M – Fernmetastasen

MX   Fernmetastasen können nicht beurteilt werden

M0   Keine Fernmetastasen

M1   Fernmetastasen

M1a   Metastasen in Haut, Subkutis oder Lymphknoten jenseits der regionären Lymphknoten

M1b   Lungenmetastase(n)

M1 c   Fernmetastasen anderer Lokalisation oder Fernmetastasen jeder Lokalisation mit erhöhten Serumwerten der Laktatdehydrogenase (LDH)

pTNM: Pathologische Klassifikation

pT – Primärtumor

pTX   Primärtumor kann nicht beurteilt werden

pT0   Kein Primärtumor

pTis   Melanoma in situ (Clark-Level I): atypische Melanozytenhyperplasie, schwere Melanozytendysplasie, keine invasive maligne Läsion

pT1   Tumor 1 mm oder weniger dick

pT1a   Clark-Level II oder III, ohne Ulzeration

pT1b   Clark-Level IV oder V *oder* mit Ulzeration

pT2   Tumor mehr als 1 mm, aber nicht mehr als 2 mm dick
  pT2a   Ohne Ulzeration
  pT2b   Mit Ulzeration
pT3   Tumor mehr als 2 mm, aber nicht mehr als 4 mm dick
  pT3a   Ohne Ulzeration
  pT3b   Mit Ulzeration
pT4   Tumor mehr als 4 mm dick
  pT4a   Ohne Ulzeration
  pT4b   Mit Ulzeration

▶ **Anmerkung**
pTX schließt oberflächliche Biopsien („shave biopsies") und regressiv veränderte Melanome mit ein.

pN – Regionäre Lymphknoten

Die pN-Kategorien entsprechen den N-Kategorien.

pN0 Regionäre Lymphadenektomie und histologische Untersuchung üblicherweise von 6 oder mehr Lymphknoten.

Wenn die untersuchten Lymphknoten tumorfrei sind, aber die Zahl der üblicherweise untersuchten Lymphknoten nicht erreicht wird, soll pN0 klassifiziert werden.

Eine Klassifikation, die allein auf der Untersuchung des Schildwächterlymphknotens („sentinel lymph node") ohne nachfolgende Untersuchung der axillären Lymphknoten beruht, sollte mit dem Zusatz (sn) bezeichnet werden, z. B. pN1(sn) (s. S. 10 der Einleitung).

pM – Fernmetastasen

Die pM-Kategorien entsprechen den M-Kategorien.

Stadiengruppierung

Stadium 0	pTis	N0	M0
Stadium I	pT1	N0	M0
Stadium IA	pT1a	N0	M0
Stadium IB	pT1b	N0	M0

	pT2a	N0	M0
Stadium IIA	pT2b	N0	M0
	pT3a	N0	M0
Stadium IIB	pT3b	N0	M0
	pT4a	N0	M0
Stadium IIC	pT4b	N0	M0
Stadium III	Jedes T	N1, N2, N3	M0
Stadium IIIA	pT1a-4a	N1a, 2a	M0
Stadium IIIB	pT1a-4a	N1b, 2b, 2 c	M0
	pT1b-4b	N1a, 2a, 2 c	M0
Stadium IIIC	pT1b-4b	N1b, 2b	M0
	Jedes T	N3	M0
Stadium IV	Jedes T	Jedes N	M1

Kurzfassung

Melanom der Haut

pT1a	≤ 1 mm, Level II oder III, keine Ulzeration
pT1b	≤ 1 mm, Level IV oder V, oder mit Ulzeration
pT2a	> 1–2 mm, keine Ulzeration
pT2b	> 1–2 mm, mit Ulzeration
pT3a	> 2–4 mm, keine Ulzeration
pT3b	> 2–4 mm, mit Ulzeration
pT4a	> 4 mm, keine Ulzeration
pT4b	> 4 mm, mit Ulzeration
N1	1 regionärer Lymphknoten
N1a	Mikroskopisch
N1b	Makroskopisch
N2	2–3 regionäre Lymphknoten oder Satelliten/In-transit-Metastase(n) *ohne* Lymphknotenmetastasen
N2a	2–3 regionäre Lymphknoten, mikroskopisch
N2b	2–3 regionäre Lymphknoten, makroskopisch
N2 c	Satelliten oder In-transit-Metastasen ohne Lymphknoten
N3	> 4 regionäre Lymphknoten; verbackene Lymphknoten; Satelliten/In-transit-Metastasen mit regionären Lymphknoten

Mammatumoren
(ICD-O C50)

Einführende Bemerkungen

Die Region wird nach folgendem Schema beschrieben

- Regeln zur Klassifikation mit den Verfahren für die Bestimmung der T-, N- und M-Kategorien. Zusätzliche Methoden zur Erhöhung der Genauigkeit der Bestimmung vor der Behandlung können benutzt werden
- Anatomische Unterbezirke
- Definition der regionären Lymphknoten
- TNM: Klinische Klassifikation
- pTNM: Pathologische Klassifikation
- G: Histopathologisches Grading
- R-Klassifikation
- Stadiengruppierung
- Kurzfassung

Regeln zur Klassifikation

Die Klassifikation gilt nur für Karzinome sowohl der männlichen als auch der weiblichen Brust. Histologische Diagnosesicherung ist erforderlich. Der anatomische Unterbezirk sollte registriert werden, er wird jedoch nicht in der Klassifikation berücksichtigt.

Im Falle multipler simultaner Tumoren in einer Brust wird der Tumor mit der höchsten T-Kategorie klassifiziert. Simultane *bilaterale* Mammakarzinome sollen getrennt klassifiziert werden, um eine eventuelle Zuordnung der Tumoren zu verschiedenen histologischen Typen zu ermöglichen.

Verfahren zur Bestimmung der T-, N- und M-Kategorien sind:

T-Kategorien: Klinische Untersuchung und bildgebende Verfahren, z. B. Mammographie
N-Kategorien: Klinische Untersuchung und bildgebende Verfahren
M-Kategorien: Klinische Untersuchung und bildgebende Verfahren

Anatomische Unterbezirke

1. Mamille (C50.0)
2. Zentraler Drüsenkörper (C50.1)
3. Oberer innerer Quadrant (C50.2)
4. Unterer innerer Quadrant (C50.3)
5. Oberer äußerer Quadrant (C50.4)
6. Unterer äußerer Quadrant (C50.5)
7. Axilläre Ausläufer (C50.6)

Regionäre Lymphknoten

Regionäre Lymphknoten sind:
1. *Axilläre (ipsilaterale) Lymphknoten:* interpektorale (Rotter-)Lymphknoten und Lymphknoten entlang der V. axillaris und ihrer Äste. Sie können in folgende Level unterteilt werden:
   (i) *Level I (untere Axilla):* Lymphknoten lateral des lateralen Randes des M. pectoralis minor
   (ii) *Level II (mittlere Axilla):* Lymphknoten zwischen dem medialen und lateralen Rand des M. pectoralis minor und interpektorale (Rotter-)Lymphknoten
   (iii) *Level III (apikale Axilla):* apikale Lymphknoten und Lymphknoten medial des medialen Randes des M. pectoralis minor ausschließlich der als subklavikulär oder infraklavikulär bezeichneten Lymphknoten

▶ **Anmerkung**
Die intramammären Lymphknoten werden als axilläre Lymphknoten klassifiziert.

2. *Infraklavikuläre Lymphknoten (subklavikuläre)* (ipsilateral)
3. *Ipsilaterale Lymphknoten an der A. mammaria interna:* Lymphknoten, die entlang dem Rand des Brustbeins in der endothorakalen Faszie der ipsilateralen Interkostalräume lokalisiert sind.
4. *Supraklavikuläre Lymphknoten* (ipsilaterale Lymphknoten)

Jede andere Lymphknotenmetastase wird als Fernmetastase (M1) klassifiziert, einschließlich zervikaler oder kontralateraler Lymphknotenmetastasen an der A. mammaria interna.

TNM: Klinische Klassifikation

T – Primärtumor

TX	Primärtumor kann nicht beurteilt werden
T0	Kein Anhalt für Primärtumor
Tis	Carcinoma in situ:
Tis (DCIS)	Duktales Carcinoma in situ
Tis (LCIS)	Lobuläres Carcinoma in situ
Tis (Paget)	M. Paget der Mamille ohne nachweisbaren Tumor

▶ **Anmerkung**
Der M. Paget kombiniert mit einem nachweisbaren Tumor wird entsprechend der Größe des Tumors klassifiziert.

T1	Tumor 2 cm oder weniger in größter Ausdehnung
T1 mic	Mikroinvasion 0,1 cm oder weniger in größter Ausdehnung[1]
T1a	Mehr als 0,1 cm, aber nicht mehr als 0,5 cm in größter Ausdehnung
T1b	Mehr als 0,5 cm, aber nicht mehr als 1 cm in größter Ausdehnung
T1 c	Mehr als 1 cm, aber nicht mehr als 2 cm in größter Ausdehnung
T2	Tumor mehr als 2 cm, aber nicht mehr als 5 cm in größter Ausdehnung
T3	Tumor mehr als 5 cm in größter Ausdehnung
T4	Tumor jeder Größe mit direkter Ausdehnung auf Brustwand[2] oder Haut, soweit unter T4a bis T4d beschrieben
T4a	Ausdehnung auf die Brustwand[2]

Mamma

T4b Ödem (einschließlich Apfelsinenhaut) oder Ulzeration der Brusthaut oder Satellitenknötchen der Haut der gleichen Brust

T4 c Kriterien 4a und 4b gemeinsam

T4d Entzündliches (inflammatorisches) Karzinom[3]

▶ **Anmerkungen**

[1] Unter Mikroinvasion wird ein Eindringen von Karzinomzellen über die Basalmembran hinaus in das angrenzende Gewebe verstanden, wobei kein Invasionsherd mehr als 0,1 cm in größter Ausdehnung messen darf. Wenn multiple Mikroinvasionherde vorliegen, wird nur die Ausdehnung des größten Herdes für die Klassifikation verwendet. (Eine Summe aus der Größe aller Mikroinvasionsherde darf nicht gebildet werden.) Das Vorhandensein multipler Mikroinvasionherde sollte ebenso wie bei multiplen größeren Karzinomen festgehalten werden.

[2] Die Brustwand schließt die Rippen, die Interkostalmuskeln und den vorderen Serratusmuskel mit ein, nicht aber die Pektoralismuskulatur.

[3] Das entzündliche (inflammatorische) Karzinom der Brust ist durch eine diffuse braune Induration der Haut mit erysipelähnlichem Rand gekennzeichnet, gewöhnlich ohne eine darunter befindliche palpable Tumormasse. Wenn die Hautbiopsie negativ ist und sich kein lokalisierter messbarer Primärtumor findet, entspricht dies dem klinischen entzündlichen (inflammatorischen) Karzinom (T4d) bei der pathologischen Klassifikation pTX.

Einziehungen der Haut oder der Mamille oder andere Hautveränderungen außer denjenigen, die unter T4b und 4d aufgeführt sind, können in T1, T2 oder T3 vorkommen, ohne die T-Klassifikation zu beeinflussen.

N – Regionäre Lymphknoten

NX Regionäre Lymphknoten können nicht beurteilt werden (z. B. vor klinischer Klassifikation bioptisch entfernt)

N0 Keine regionären Lymphknotenmetastasen

N1 Metastase(n) in beweglichen ipsilateralen axillären Lymphknoten

N2 Metastase(n) in ipsilateralen axillären Lymphknoten, untereinander oder an andere Strukturen fixiert *oder* in klinisch erkennbaren[1] ipsilateralen Lymphknoten entlang der A. mammaria interna *in Abwesenheit* klinisch erkennbarer axillärer Lymphknotenmetastasen

N2a Metastase(n) in ipsilateralen axillären Lymphknoten, untereinander oder an andere Strukturen fixiert

N2b Metastase(n) in klinisch erkennbaren[1] ipsilateralen Lymphknoten entlang der A. mammaria interna *in Abwesenheit* klinisch erkennbarer axillärer Lymphknotenmetastasen

N3 Metastase(n) in ipsilateralen infraklavikulären Lymphknoten mit oder ohne Beteiligung der axillären Lymphknoten *oder* in klinisch erkennbaren[1] ipsilateralen Lymphknoten entlang der A. mammaria in Anwesenheit klinisch erkennbarer axillärer Lymphknotenmetastasen *oder* Metastasen in ipsilateralen supraklavikulären Lymphknoten mit oder ohne Beteiligung der axillären Lymphknoten oder der Lymphknoten entlang der A. mammaria interna

N3a Metastase(n) in ipsilateralen infraklavikulären Lymphknoten

N3b Metastase(n) in ipsilateralen Lymphknoten entlang der A. mammaria in Anwesenheit axillärer Lymphknotenmetastasen

N3 c Metastase(n) in ipsilateralen supraklavikulären Lymphknoten

▶ **Anmerkung**

[1] Als „klinisch erkennbar" werden Metastasen bezeichnet, die durch klinische Untersuchung oder durch bildgebende Verfahren (ausgeschlossen Lymphszintigraphie) diagnostiziert werden.

M – Fernmetastasen

MX Fernmetastasen können nicht beurteilt werden

M0 Keine Fernmetastasen

M1 Fernmetastasen

Die Kategorien M1 und pM1 können wie folgt spezifiziert werden:

Lunge	PUL	Knochenmark	MAR
Knochen	OSS	Pleura	PLE
Leber	HEP	Peritoneum	PER
Hirn	BRA	Nebenniere	ADR
Lymphknoten	LYM	Haut	SKI
Andere Organe	OTH		

Mamma

pTNM: Pathologische Klassifikation

pT – Primärtumor

Die pathologische Klassifikation erfordert die Untersuchung des Primärtumors ohne makroskopisch erkennbaren Tumor an den Resektionsrändern. Ein Fall kann nach pT klassifiziert werden, wenn an den Resektionsrändern Tumor nur histologisch nachgewiesen wird.

Die pT-Kategorien entsprechen den T-Kategorien.

▶ **Anmerkung**
Bei der pT-Klassifikation wird zur Bestimmung der Tumorgröße nur die *invasive* Komponente gemessen. Wenn eine große In-situ-Komponente (z. B. 4 cm) und eine kleine invasive Komponente (z. B. 0,5 cm) besteht, wird der Tumor als pT1a klassifiziert.

pN – Regionäre Lymphknoten

Die pathologische Klassifikation erfordert die Resektion und Untersuchung zumindest der unteren axillären Lymphknoten (Level I, s. S. 122). Hierbei werden üblicherweise 6 oder mehr Lymphknoten histologisch untersucht. Wenn die untersuchten Lymphknoten tumorfrei sind, aber die Zahl der üblicherweise untersuchten Lymphknoten nicht erreicht wird, soll pN0 klassifiziert werden.

Die Untersuchung eines oder mehrerer Schildwächterlymphknoten („sentinel lymph node") kann für die pathologische Klassifikation herangezogen werden. Eine Klassifikation, die allein auf der Untersuchung des Schildwächterlymphknotens ohne nachfolgende Untersuchung der axillären Lymphknoten beruht, sollte mit dem Zusatz (sn) bezeichnet werden, z. B. pN1(sn) (s. S. 10 der Einleitung).

pNX Regionäre Lymphknoten können nicht beurteilt werden (zur Untersuchung nicht entnommen oder bereits früher entfernt)

pN0 Keine regionären Lymphknotenmetastasen

▶ **Anmerkung**
Fälle mit isolierten Tumorzellen (ITC) in regionären Lymphknoten werden als pN0 klassifiziert. Isolierte Tumorzellen sind definiert als einzelne Tumorzellen oder kleine Kluster von Zellen, die nicht größer als 0,2 mm in der größten Ausdehnung sind und die üblicherweise durch immunhistochemische oder moleku-

lare Methoden entdeckt und manchmal in der HE-Färbung verifiziert werden können. Typischerweise zeigen ITCs keine metastastische Aktivität, z. B. Proliferation oder Stromareaktion (s. S. 10 der Einleitung).

pN1 mi Mikrometastase (größer als 0,2 mm aber nicht größer als 0,2 cm)

pN1 Metastase(n) in 1–3 ipsilateralen axillären Lymphknoten und/oder ipsilateralen Lymphknoten entlang der A. mammaria interna mit mikroskopischer(en) Metastase(n) nachgewiesen durch Untersuchung des Schildwächterlymphknotens, aber nicht klinisch erkennbar[1]

  pN1a Metastase(n) in 1–3 axillären Lymphknoten, zumindest eine Metastase mehr als 0,2 cm in größter Ausdehnung

  pN1b Lymphknoten entlang der A. mammaria interna mit mikroskopischer(en) Metastase(n), nachgewiesen durch Untersuchung des Schildwächterlymphknotens, aber nicht klinisch erkennbar[1]

  pN1c Metastasen in 1–3 axillären Lymphknoten *und* Lymphknoten entlang der A. mammaria interna mit mikroskopischer(en) Metastase(n) nachgewiesen durch Untersuchung des Schildwächterlymphknotens, aber nicht klinisch erkennbar[1]

pN2 Metastase(n) in 4–9 axillären Lymphknoten *oder* in klinisch erkennbaren Lymphknoten entlang der A. mammaria interna ohne axilläre Lymphknotenmetastasen

  pN2a Metastasen in 4–9 axillären Lymphknoten, zumindest eine Metastase mehr als 0,2 cm in größter Ausdehnung

  pN2b Metastase(n) in klinisch erkennbaren Lymphknoten entlang der A. mammaria interna ohne axillärer Lymphknotenmetastasen

pN3 Metastasen in 10 oder mehr ipsilateralen axillären Lymphknoten *oder* in ipsilateralen infraklavikulären Lymphknoten *oder* in klinisch erkennbaren Lymphknoten entlang der A. mammaria interna mit mindestens einer axillären Lymphknotenmetastase *oder* mehr als 3 axilläre Lymphknotenmetastasen mit klinisch nicht erkennbarer(en), nur mikroskopisch nachweisbarer(en) Metastase(n) in Lymphknoten entlang der A. mammaria interna *oder* Metastase(n) in supraklavikulären Lymphknoten

pN3a   Metastase(n) in 10 oder mehr ipsilateralen axillären Lymph-knoten (zumindest eine größer als 0,2 cm) *oder* in ipsilatera-len infraklavikulären Lymphknoten

pN3b   Metastase(n) in klinisch erkennbaren Lymphknoten entlang der A. mammaria interna mit mindestens einer axillären Lymphknotenmetastase *oder* Lymphknotenmetastasen in mehr als 3 axillären Lymphknoten und in Lymphknoten ent-lang der A. mammaria interna, nachgewiesen durch Unter-suchung des/der Schildwächterlymphknoten(s), aber nicht klinisch erkennbar[1]

pN3c   Metastase(n) in ipsilateralen supraklavikulären Lymphkno-ten

▶ **Anmerkung**

[1] Als „klinisch erkennbar" werden Metastasen bezeichnet, die durch klinische Untersuchung oder durch bildgebende Verfahren (ausgeschlossen Lymphszin-tigraphie) diagnostiziert werden oder vom Pathologen makroskopisch erkannt werden.

pM – Fernmetastasen

Die pM-Kategorien entsprechen den M-Kategorien.

G: Histopathologisches Grading

Für invasive Karzinome wird das Grading nach Elston und Ellis empfoh-len [Elston CW, Ellis IO (1991) Pathological prognostic factors in breast cancer. I. The value of histological grade in breast cancer: experience from a large study with long-term follow-up. Histopathology 19:403–410].

R-Klassifikation

Das Fehlen oder Vorhandensein von Residualtumor nach Behandlung wird durch die R-Klassifikation beschrieben.

RX   Vorhandensein von Residualtumor kann nicht beurteilt werden
R0   Kein Residualtumor
R1   Mikroskopischer Residualtumor
R2   Makroskopischer Residualtumor

Stadiengruppierung

Stadium 0	Tis	N0	M0
Stadium I	T1[1]	N0	M0
Stadium IIA	T0, T1[1]	N1	M0
	T2	N0	M0
Stadium IIB	T2	N1	M0
	T3	N0	M0
Stadium IIIA	T0, T1[1]	N2	M0
	T2	N2	M0
	T3	N1, N2	M0
Stadium IIIB	T4	N0, N1, N2	M0
Stadium IIIC	Jedes T	N3	M0
Stadium IV	Jedes T	Jedes N	M1

▶ **Anmerkungen**
   [1] T1 schließt T1 mic ein.

Kurzfassung

Brust			
Tis	In situ		
T1	≤ 2 cm		
T1 mic	≤ 0,1 cm		
T1a	> 0,1–0,5 cm		
T1b	> 0,5–1 cm		
T1 c	> 1–2 cm		
T2	> 2–5 cm		
T3	> 5 cm		
T4	Brustwand/Haut		
T4a	Brustwand		
T4b	Hautödem/Ulzeration, Satellitenknötchen der Haut		
T4 c	4a und 4b		
T4d	Entzündliches Karzinom		
N1	Beweglich axillär	pN1 mi	Mikrometastasen, 0,2 mm ≤ 2 mm
		pN1a	1–3 axilläre

Mamma

		pN1b	A. mammaria interna, klinisch nicht erkennbar[1]
		pN1c	pN1 *und* pN1b
N2a	Fixiert axillär	pN2a	4–9 axilläre
N2b	A. mammaria interna, klinisch erkennbar	pN2b	A. mammaria interna, klinisch erkennbar[1]/ keine axillären
N3a	Infraklavikulär	pN3a	> 10 axilläre oder infraklavikulär
N3b	Axillär *und* A. mammaria interna, klinisch erkennbar	pN3b	a) Axillär und A. mammaria interna, klinisch erkennbar oder b) > 3 axilläre *und* A. mammaria interna, klinisch nicht erkennbar[1]
N2c	Supraklavikulär	pN3c	Supraklavikulär

▶ **Anmerkung**
[1] Nachgewiesen durch Schildwächterlymphknotenuntersuchung.

Gynäkologische Tumoren

Einführende Bemerkungen

Folgende anatomische Bezirke werden behandelt:
- Vulva
- Vagina
- Cervix uteri
- Corpus uteri
- Ovar
- Tuba uterina (Tuba Fallopii)
- Trophoblastäre Schwangerschaftstumoren

Die Cervix uteri und das Corpus uteri waren die ersten Lokalisationen, die durch das TNM-System klassifiziert wurden. Die von der League of Nations festgelegten Stadien für Zervixkarzinome finden mit geringen Veränderungen seit mehr als 50 Jahren Anwendung und sind von der Fédération Internationale de Gynécologie et d'Obstétrique (FIGO) anerkannt. Aus diesem Grund wurden die TNM-Kategorien so definiert, dass sie mit den FIGO-Stadien übereinstimmen. Einige Verbesserungen wurden in Zusammenarbeit mit der FIGO vorgenommen (Pecorelli S [ed] [2001] Annual report on the results of treatment in gynecological cancer, 24th vol. I Epidemol Biostat 6: 1–184). Die jetzt publizierten Klassifikationen haben die Zustimmung von FIGO, UICC und den nationalen TNM-Komitees einschließlich AJCC.

Jeder Bezirk wird nach folgendem Schema beschrieben

- Regeln zur Klassifikation mit den Verfahren für die Bestimmung der T-, N- und M-Kategorien. Zusätzliche Methoden zur Erhöhung der Genauigkeit der Bestimmung vor Behandlung können benutzt werden
- Anatomische Unterbezirke
- Definition der regionären Lymphknoten

- TNM: Klinische Klassifikation
- pTNM: Pathologische Klassifikation
- G: Histopathologisches Grading, wo anwendbar
- Stadiengruppierung
- Kurzfassung

Fernmetastasen

Die Kategorien M1 und pM1 können wie folgt spezifiziert werden:

Lunge	PUL	Knochenmark	MAR
Knochen	OSS	Pleura	PLE
Leber	HEP	Peritoneum	PER
Hirn	BRA	Nebenniere	ADR
Lymphknoten	LYM	Haut	SKI
Andere Organe	OTH		

Histopathologisches Grading

Die folgenden Definitionen der G-Kategorien gelten für alle Tumoren außer trophoblastären Schwangerschaftstumoren.

G – Histopathologisches Grading

GX   Differenzierungsgrad kann nicht bestimmt werden
G1   Gut differenziert
G2   Mäßig differenziert
G3   Schlecht differenziert oder undifferenziert

▶ **Anmerkung der Übersetzer**
Bei Ovarialtumoren wird ein Grading GB für Tumoren von Borderline-Malignität angewendet.

R-Klassifikation

Das Fehlen oder Vorhandensein von Residualtumor nach Behandlung wird durch die R-Klassifikation beschrieben. Die folgenden Definitionen gelten für alle gynäkologischen Tumoren:

RX   Vorhandensein von Residualtumor kann nicht beurteilt werden
R0   Kein Residualtumor
R1   Mikroskopischer Residualtumor
R2   Makroskopischer Residualtumor

Gynäkologie

Vulva
(ICD-O C51)

Die Definitionen der T-, N- und M-Kategorien entsprechen den verschiedenen FIGO-Stadien. Beide Klassifikationen sind zum Vergleich angeführt.

Regeln zur Klassifikation

Die Klassifikation gilt nur für primäre Karzinome der Vulva. Histologische Diagnosesicherung ist erforderlich.

Ein Karzinom der Vulva, das sich auf die Vagina ausbreitet, soll als Vulvakarzinom klassifiziert werden.

Verfahren zur Bestimmung der T-, N- und M-Kategorien sind:

T-Kategorien: Klinische Untersuchung, Endoskopie und bildgebende Verfahren
N-Kategorien: Klinische Untersuchung und bildgebende Verfahren
M-Kategorien: Klinische Untersuchung und bildgebende Verfahren

Die FIGO-Stadien basieren auf chirurgischem Staging, die TNM-Stadien auf klinischer und/oder pathologischer Klassifikation.

Regionäre Lymphknoten

Regionäre Lymphknoten sind die femoralen und inguinalen Lymphknoten.

TNM: Klinische Klassifikation

T – Primärtumor

TX   Primärtumor kann nicht beurteilt werden
T0   Kein Anhalt für Primärtumor
Tis Carcinoma in situ (präinvasives Karzinom)

T1   Tumor begrenzt auf Vulva oder Vulva und Perineum, 2 cm oder weniger in größter Ausdehnung

  T1a   Tumor begrenzt auf Vulva oder Vulva und Perineum, 2 cm oder weniger in größter Ausdehnung und mit einer Stromainvasion nicht größer als 1,0 mm

  T1b   Tumor begrenzt auf Vulva oder Vulva und Perineum, 2 cm oder weniger in größter Ausdehnung, mit einer Stromainvasion von mehr als 1,0 mm

T2   Tumor begrenzt auf Vulva oder Vulva und Perineum, mehr als 2 cm in größter Ausdehnung

T3   Tumor infiltriert untere Urethra, Vagina und/oder Anus

T4   Tumor infiltriert Schleimhaut der Harnblase oder des Rektums oder der oberen Teile der Urethra oder Tumor ist an Knochen fixiert

▶ **Anmerkung**

Die Invasionstiefe ist definiert als Ausmaß der Tumorausdehnung, gemessen von der Epithel-Stroma-Grenze einer nahen oberflächlichen dermalen Papille bis zum tiefsten Punkt der Invasion.

N – Regionäre Lymphknoten

NX   Regionäre Lymphknoten können nicht beurteilt werden
N0   Keine regionären Lymphknotenmetastasen
N1   Unilaterale regionäre Lymphknotenmetastasen
N2   Bilaterale regionäre Lymphknotenmetastasen

M – Fernmetastasen

MX   Fernmetastasen können nicht beurteilt werden
M0   Keine Fernmetastasen
M1   Fernmetastasen (einschließlich) Beckenlymphknotenmetastasen

Gynäkologie

pTNM: Pathologische Klassifikation

Die pT-, pN- und pM-Kategorien entsprechen den T-, N- und M-Kategorien.

pN0 Regionäre Lymphadenektomie und histologische Untersuchung üblicherweise von 6 oder mehr Lymphknoten.
  Wenn die untersuchten Lymphknoten tumorfrei sind, aber die Zahl der üblicherweise untersuchten Lymphknoten nicht erreicht wird, soll pN0 klassifiziert werden.

G: Histopathologisches Grading

Siehe Definitionen S. 132.

Stadiengruppierung

Stadium 0	Tis	N0	M0
Stadium I	T1	N0	M0
Stadium IA	T1a	N0	M0
Stadium IB	T1b	N0	M0
Stadium II	T2	N0	M0
Stadium III	T1, T2	N1	M0
	T3	N0, N1	M0
Stadium IVA	T1, T2, T3	N2	M0
	T4	Jedes N	M0
Stadium IVB	Jedes T	Jedes N	M1

Kurzfassung

Vulva		FIGO
T1	Begrenzt auf Vulva/Perineum, ≤ 2 cm	I
T1a	Stromainvasion ≤ 1,0 mm	IA
T1b	Stromainvasion > 1,0 mm	IB
T2	Begrenzt auf Vulva/Perineum, > 2 cm	II
T3	Untere Urethra/Vagina/Anus	III
T4	Blasenschleimhaut/Rektumschleimhaut/ Schleimhaut der oberen Urethra, Knochen	IVA
N1	Unilateral	III
N2	Bilateral	IVA
M1	Fernmetastasen	IVB

Vagina
(ICD-O C52)

Die Definitionen der T- und M-Kategorien entsprechen den verschiedenen FIGO-Stadien. Beide Klassifikationen sind zum Vergleich aufgeführt.

Regeln zur Klassifikation

Die Klassifikation gilt nur für primäre Karzinome. Tumoren, die sekundär in der Vagina auftreten und deren Ursprung entweder genital oder extragenital liegt, sind ausgeschlossen.

Ein Tumor, der sich auf die Portio ausdehnt und den äußeren Muttermund erreicht hat, wird als Zervixkarzinom klassifiziert.

Ein Tumor, der die Vulva mitbefällt, wird als Karzinom der Vulva klassifiziert.

Histologische Diagnosesicherung ist erforderlich.

Verfahren zur Bestimmung der T-, N- und M-Kategorien sind:

T-Kategorien: Klinische Untersuchung, Endoskopie und bildgebende Verfahren
N-Kategorien: Klinische Untersuchung und bildgebende Verfahren
M-Kategorien: Klinische Untersuchung und bildgebende Verfahren

Die FIGO-Stadien basieren auf chirurgischem Staging, die TNM-Stadien auf klinischem und/oder pathologischem Staging.

Regionäre Lymphknoten

- Obere zwei Drittel der Vagina: Beckenlymphknoten, einschließlich Obturatoria-, untere iliakale (hypogastrische), externe iliakale und nicht näher definierte Beckenlymphknoten
- Unteres Drittel der Vagina: inguinale und femorale Lymphknoten

TNM: Klinische Klassifikation

T – Primärtumor

TNM-Kategorien	FIGO-Stadien	
TX		Primärtumor kann nicht beurteilt werden
T0		Kein Anhalt für Primärtumor
Tis	0	Carcinoma in situ (präinvasives Karzinom)
T1	I	Tumor begrenzt auf die Vagina
T2	II	Tumor infiltriert paravaginales Gewebe, aber dehnt sich nicht bis zur Beckenwand aus
T3	III	Tumor erreicht die Beckenwand
T4	IVA	Tumor infiltriert die *Mukosa* der Blase und/oder des Rektums und/oder überschreitet die Grenzen des kleinen Beckens

▶ **Anmerkung**

Das Vorhandensein eines bullösen Ödems genügt nicht, um einen Tumor als T4 zu klassifizieren.

M1	IVB	Fernmetastasen

N – Regionäre Lymphknoten

NX	Regionäre Lymphknoten können nicht beurteilt werden
N0	Keine regionären Lymphknotenmetastasen
N1	Regionäre Lymphknotenmetastasen

M – Fernmetastasen

MX	Fernmetastasen können nicht beurteilt werden
M0	Keine Fernmetastasen
M1	Fernmetastasen

Gynäkologie

pTNM: Pathologische Klassifikation

Die pT-, pN- und pM-Kategorien entsprechen den T-, N- und M-Kategorien.

pN0 Inguinale Lymphadenektomie und histologische Untersuchung üblicherweise von 6 oder mehr Lymphknoten und/oder pelvine Lymphadenektomie und histologische Untersuchung von 10 oder mehr Lymphknoten.

Wenn die untersuchten Lymphknoten tumorfrei sind, aber die Zahl der üblicherweise untersuchten Lymphknoten nicht erreicht wird, soll pN0 klassifiziert werden.

G: Histopathologisches Grading

Siehe Definitionen S. 132.

Stadiengruppierung

Stadium 0	Tis	N0	M0
Stadium I	T1	N0	M0
Stadium II	T2	N0	M0
Stadium III	T3	N0	M0
	T1, T2, T3	N1	M0
Stadium IVA	T4	Jedes N	M0
Stadium IVB	Jedes T	Jedes N	M1

Kurzfassung

Vagina		
TNM		FIGO
T1	Vaginalwand	I
T2	Paravaginales Gewebe, nicht bis Beckenwand	II
T3	Ausbreitung zur Beckenwand	III
T4	Schleimhaut von Blase/Rektum, jenseits Becken	IVA
N1	Regionär	–
M1	Fernmetastasen	IVB

Gynäkologie

Cervix uteri
(ICD-O C53)

Die Definitionen der T- und M-Kategorien entsprechen den verschiedenen FIGO-Stadien. Beide Klassifikationen sind zum Vergleich aufgeführt.

Regeln zur Klassifikation

Die Klassifikation gilt nur für Karzinome. Histologische Diagnosesicherung ist erforderlich.

Verfahren zur Bestimmung der T-, N- und M-Kategorien sind:

T-Kategorien: Klinische Untersuchung, Zystoskopie[1] und bildgebende Verfahren einschließlich Urographie

N-Kategorien: Klinische Untersuchung und bildgebende Verfahren einschließlich Urographie

M-Kategorien: Klinische Untersuchung und bildgebende Verfahren

▶ **Anmerkung**
[1] Eine Zystoskopie ist nicht erforderlich bei Tis.

Anatomische Unterbezirke

1. Endozervix (C53.0)
2. Ektozervix (C53.1)

Regionäre Lymphknoten

Die regionären Lymphknoten sind die parazervikalen, parametranen und hypogastrischen Lymphknoten (Lymphknoten an Aa. iliacae internae, Obturatoriallymphknoten), ferner die Lymphknoten an den Aa. iliacae communes und externae sowie die präsakralen und lateralen sakralen Lymphknoten.

TNM: Klinische Klassifikation

T – Primärtumor

TNM-Kategorien	FIGO-Stadien	
TX		Primärtumor kann nicht beurteilt werden
T0		Kein Anhalt für Primärtumor
Tis	0	Carcinoma in situ (präinvasives Karzinom)
T1	I	Zervixkarzinom begrenzt auf den Uterus (die Ausdehnung auf das Corpus uteri sollte dabei unbeachtet bleiben)
T1a	IA	Invasives Karzinom, ausschließlich durch Mikroskopie diagnostiziert. Alle makroskopisch sichtbaren Läsionen – sogar mit oberflächlicher Invasion – werden als T1b/Stadium IB klassifiziert
T1a1	IA1	Tumor mit einer Stromainvasion von 3,0 mm oder weniger und 7,0 mm oder weniger in größter horizontaler Ausdehnung
T1a2	IA2	Tumor mit einer Stromainvasion von mehr als 3,0 mm, aber nicht mehr als 5,0 mm und 7,0 mm oder weniger in größter horizontaler Ausdehnung
		▶ **Anmerkung** Die Invasionstiefe ist definiert als Ausmaß der Tumorausdehnung, gemessen von der Epithel-Stroma-Grenze einer nahen oberflächlichen dermalen Papille bis zum tiefsten Punkt der Invasion. Invasion von Gefäßen (Venen oder Lymphgefäßen) beeinflusst die Klassifikation nicht.
T1b	IB	Klinisch (makroskopisch) sichtbare Läsion, auf die Zervix beschränkt, oder mikroskopische Läsion >T1a2/IA2[1]

Gynäkologie

TNM-Kategorien	FIGO-Stadien	
		▶ **Anmerkung der Übersetzer**
		[1] Nur mikroskopisch erkennbare Läsionen, die größer als T1a2/IA2 sind (Stromainvasion mehr als 5 mm in der Tiefe oder mehr als 7 mm in horizontaler Ausdehnung) sollen als T1b1/IB1 klassifiziert werden.
T1b1	IB1	Klinisch (makroskopisch) sichtbare Läsion 4,0 cm oder weniger in größter Ausdehnung
T1b2	IB2	Klinisch (makroskopisch) sichtbare Läsion von mehr als 4,0 cm in größter Ausdehnung
T2	II	Zervixkarzinom infiltriert jenseits des Uterus, aber nicht bis zur Beckenwand und nicht bis zum unteren Drittel der Vagina
T2a	IIA	Ohne Infiltration des Parametriums
T2b	IIB	Mit Infiltration des Parametriums
T3	III	Zervixkarzinom breitet sich bis zur Beckenwand aus und/oder befällt das untere Drittel der Vagina und/oder verursacht Hydronephrose oder stumme Niere
T3a	IIIA	Tumor befällt unteres Drittel der Vagina, keine Ausbreitung zur Beckenwand
T3b	IIIB	Tumor breitet sich bis zur Beckenwand aus und/oder verursacht Hydronephrose oder stumme Niere
T4	IVA	Tumor infiltriert *Schleimhaut* von Blase oder Rektum und/oder überschreitet die Grenzen des kleinen Beckens
		▶ **Anmerkung**
		Das Vorhandensein eines bullösen Ödems genügt nicht, um einen Tumor als T4 zu klassifizieren. Infiltration der Schleimhaut von Blase oder Rektum bedarf des Nachweises durch Biopsie.
M1	IVB	Fernmetastasen

N – Regionäre Lymphknoten

NX	Regionäre Lymphknoten können nicht beurteilt werden
N0	Keine regionären Lymphknotenmetastasen
N1	Regionäre Lymphknotenmetastasen

M – Fernmetastasen

MX	Fernmetastasen können nicht beurteilt werden
M0	Keine Fernmetastasen
M1	Fernmetastasen

pTNM: Pathologische Klassifikation

Die pT-, pN- und pM-Kategorien entsprechen den T-, N- und M-Kategorien.

pN0 Regionäre Lymphadenektomie und histologische Untersuchung üblicherweise von 10 oder mehr Lymphknoten.

Wenn die untersuchten Lymphknoten tumorfrei sind, aber die Zahl der üblicherweise untersuchten Lymphknoten nicht erreicht wird, soll pN0 klassifiziert werden.

G: Histopathologisches Grading

Siehe Definitionen S. 132.

Stadiengruppierung

Stadium 0	Tis	N0	M0
Stadium IA	T1a	N0	M0
Stadium IA1	T1a1	N0	M0
Stadium IA2	T1a2	N0	M0
Stadium IB	T1b	N0	M0
Stadium IB1	T1b1	N0	M0
Stadium IB2	T1b2	N0	M0

Gynäkologie

Stadium IIA	T2a	N0	M0
Stadium IIB	T2b	N0	M0
Stadium IIIA	T3a	N0	M0
Stadium IIIB	T1, T2, T3a	N1	M0
	T3b	Jedes N	M0
Stadium IVA	T4	Jedes N	M0
Stadium IVB	Jedes T	Jedes N	M1

Kurzfassung

Cervix uteri		
TNM		**FIGO**
Tis	Carcinoma in situ	0
T1	Begrenzt auf Uterus	I
T1a	Diagnose nur durch Mikroskopie	IA
T1a1	Tiefe ≤ 3 mm, horizontale Ausbreitung ≤ 7 mm	IA1
T1a2	Tiefe > 3–5 mm, horizontale Ausbreitung ≤ 7 mm	IA2
T1b	Klinisch sichtbar/nur mikroskopisch diagnostiziert/größer als T1a2	IB
T1b1	≤ 4 cm	IB1
T1b2	> 4 cm	IB2
T2	Ausdehnung jenseits Uterus, aber nicht zur Beckenwand und nicht zu unterem Vaginaldrittel	II
T2a	Parametrium frei	IIA
T2b	Parametrium befallen	IIB
T3	Ausdehnung zu unterem Vaginaldrittel/Beckenwand/Hydronephrose	III
T3a	Unteres Vaginaldrittel	IIIA
T3b	Beckenwand/Hydronephrose	IIIB
T4	Schleimhaut von Harnblase/Rektum/jenseits kleines Becken	IVA
N1	Regionär	–
M1	Fernmetastasen	IVB

Corpus uteri
(ICD-O C54)

Die Definitionen der T, N- und M-Kategorien entsprechen den verschiedenen FIGO-Stadien. Beide Klassifikationen sind zum Vergleich aufgeführt.

Regeln zur Klassifikation

Die Klassifikation gilt nur für Karzinome und maligne mesodermale Mischtumoren (Karzinomsarkom, maligner Müller-Mischtumor). Histologische Diagnosesicherung und Grading der Tumoren sind erforderlich.

Die Diagnose sollte anhand der Untersuchung von Präparaten gestellt werden, die bei der Ausschabung des Uterus gewonnen wurden.

Verfahren zur Bestimmung der T-, N- und M Kategorien sind:

T-Kategorien: Klinische Untersuchung und bildgebende Verfahren einschließlich Urographie und Zystoskopie

N-Kategorien: Klinische Untersuchung und bildgebende Verfahren einschließlich Urographie

M-Kategorien: Klinische Untersuchung und bildgebende Verfahren

▶ **Anmerkung der Übersetzer**
In der FIGO-Klassifikation ist die Anwendung für maligne mesodermale Mischtumoren nicht vorgesehen.

Die FIGO-Stadien basieren auf chirurgischem Staging, die TNM-Stadien auf klinischer und/oder pathologischer Klassifikation.

Die FIGO (2001) empfiehlt für Stadium-I-Patientinnen, die primär bestrahlt werden, folgende Klassifikation:

Stadium I: Tumor auf Corpus uteri beschränkt

Stadium IA: Länge des Uteruskavums 8 cm oder weniger

Stadium IB: Länge des Uteruskavums mehr als 8 cm

Gynäkologie

Anatomische Unterbezirke

1. Isthmus uteri (C54.0)
2. Fundus uteri (C54.1)

Regionäre Lymphknoten

Regionäre Lymphknoten sind die Beckenlymphknoten [hypogastrische Lymphknoten (an Aa. obturatoriae und iliacae internae), Lymphknoten an Aa. iliacae communes und externae, parametrane und sakrale Lymphknoten] und die paraaortalen Lymphknoten einschließlich parakavaler und interaortokavaler Lymphknoten.

TNM: Klinische Klassifikation

T – Primärtumor

TNM-Kategorien	FIGO-Stadien	
TX		Primärtumor kann nicht beurteilt werden
T0		Kein Anhalt für Primärtumor
Tis	0	Carcinoma in situ (präinvasives Karzinom)
T1	I	Tumor begrenzt auf Corpus uteri
T1a	IA	Tumor begrenzt auf Endometrium
T1b	IB	Tumor infiltriert weniger als die Hälfte des Myometriums
T1c	IC	Tumor infiltriert die Hälfte oder mehr des Myometriums
T2	II	Tumor infiltriert Zervix, breitet sich jedoch nicht jenseits des Uterus aus
T2a	IIA	Lediglich endozervikaler Drüsenbefall
T2b	IIB	Invasion des Stromas der Zervix
T3 und/oder N1	III	Lokale und/oder regionäre Ausbreitung wie in T3a, b, N1 bzw. FIGO IIIA, B, C beschrieben

TNM-Kategorien	FIGO-Stadien	
T3a	IIIA	Tumor befällt Serosa und/oder Adnexe (direkte Ausbreitung oder Metastasen) und/oder Tumorzellen in Aszites oder Peritonealspülung
T3b	IIIB	Vaginalbefall (direkte Ausbreitung oder Metastasen)
N1	IIIC	Metastasen in Becken- und/oder paraaortalen Lymphknoten
T4	IVA	Tumor infiltriert Blasen- und/oder Rektumschleimhaut

▶ **Anmerkung**

Das Vorhandensein eines bullösen Ödems genügt nicht, um einen Tumor als T4 zu klassifizieren. Infiltration der Schleimhaut von Blase oder Rektum bedarf des Nachweises durch Biopsie.

M1	IVB	Fernmetastasen (ausgenommen Metastasen in Vagina, Beckenserosa oder Adnexen, einschließlich Metastasen in anderen intraabdominalen Lymphknoten als paraaortalen und/oder Beckenlymphknoten)

N – Regionäre Lymphknoten

NX Regionäre Lymphknoten können nicht beurteilt werden
N0 Keine regionären Lymphknotenmetastasen
N1 Regionäre Lymphknotenmetastasen

M – Fernmetastasen

MX Fernmetastasen können nicht beurteilt werden
M0 Keine Fernmetastasen
M1 Fernmetastasen

Gynäkologie

ptNM: Pathologische Klassifikation

Die pT-, pN- und pM-Kategorien entsprechen den T-, N- und M-Kategorien.

pN0 Regionäre Lymphadenektomie und histologische Untersuchung üblicherweise von 10 oder mehr Lymphknoten.

Wenn die untersuchten Lymphknoten tumorfrei sind, aber die Zahl der üblicherweise untersuchten Lymphknoten nicht erreicht wird, soll pN0 klassifiziert werden.

G: Histopathologisches Grading

Hinsichtlich des histopathologischen Gradings wird auf folgende Publikationen verwiesen: Creasman WT, Odicino F, Maisonneuve P, Beller U, Benedet JL, Heintz APM, Ngan HYS, Sideri M, Pecorelli S (2001) FIGO Annual report on the results and treatment in gynaecological cancer, vol 24. Carcinoma of the corpus uteri. J Epidemiol Biostat 6:45–86

Stadiengruppierung

Stadium 0	Tis	N0	M0
Stadium IA	T1a	N0	M0
Stadium IB	T1b	N0	M0
Stadium IC	T1 c	N0	M0
Stadium IIA	T2a	N0	M0
Stadium IIB	T2b	N0	M0
Stadium IIIA	T3a	N0	M0
Stadium IIIB	T3b	N0	M0
Stadium IIIC	T1, T2, T3	N1	M0
Stadium IVA	T4	Jedes N	M0
Stadium IVB	Jedes T	Jedes N	M1

Kurzfassung

Corpus uteri		FIGO
TNM		**FIGO**
Tis	Carcinoma in situ	0
T1	Begrenzt auf Corpus uteri	I
T1a	Endometrium	IA
T1b	< 1/2 Myometrium	IB
T1c	≥1/2 Myometrium	IC
T2	Ausbreitung auf Zervix	II
T2a	Nur endozervikale Drüsen	IIA
T2b	Zervixstroma	IIB
T3 und/ oder N1	Lokal und/oder regionär wie nachstehend spezifiziert	III
T3a	Serosa/Adnexe/positive Peritonealzytologie	IIIA
T3b	Vagina	IIIB
N1	Regionäre Lymphknoten	IIIC
T4	Schleimhaut von Blase/Rektum	IVA
M1	Fernmetastasen	IVB

Gynäkologie

Ovar
(ICD-O C56)

Die Definitionen der T-, N- und M-Kategorien entsprechen den verschiedenen FIGO-Stadien. Beide Klassifikationen sind zum Vergleich aufgeführt.

Regeln zur Klassifikation

Die Klassifikation gilt für sog. primäre sog. Oberflächenepithel-Stroma-Tumoren einschließlich Tumoren von Borderline-Malignität oder Karzinome von niedrigem Malignitätspotenzial (WHO Histological Classification, 2nd edition, Scully 1999) entsprechend den sog. „common primary epithelial tumors" der früheren Nomenklatur. Nichtepitheliale maligne Ovarialtumoren können ebenfalls nach dieser Klassifikation klassifiziert werden. Zusätzlich sollte der Differenzierungsgrad dokumentiert werden.

▶ **Anmerkung der Übersetzer**
In der FIGO-Klassifikation ist diese Möglichkeit nicht vorgesehen.

Histologische Diagnosesicherung ist zur Unterteilung der Fälle nach histologischem Typ erforderlich.

Verfahren zur Bestimmung der T-, N- und M-Kategorien sind:

T-Kategorien: Klinische Untersuchung, bildgebende Verfahren, Laparoskopie und/oder chirurgische Exploration
N-Kategorien: Klinische Untersuchung, bildgebende Verfahren, Laparoskopie und/oder chirurgische Exploration
M-Kategorien: Klinische Untersuchung, bildgebende Verfahren, Laparoskopie und/oder chirurgische Exploration

Die FIGO-Stadien basieren auf chirurgischem Staging, die TNM-Stadien auf klinischer und/oder pathologischer Klassifikation.

Regionäre Lymphknoten

Regionäre Lymphknoten sind die Lymphknoten an den Aa. iliacae internae (hypogastrische, einschließlich Obturatorlymphknoten), communes und externae sowie die lateralen sakralen, paraaortalen (einschließlich parakavaler und interaortokavaler) und inguinalen Lymphknoten.

TNM: Klinische Klassifikation

T – Primärtumor

TNM-Kategorien	FIGO-Stadien	
TX		Primärtumor kann nicht beurteilt werden
T0		Kein Anhalt für Primärtumor
T1	I	Tumor begrenzt auf Ovarien
T1a	IA	Tumor auf ein Ovar begrenzt; Kapsel intakt, kein Tumor auf der Oberfläche des Ovars; keine malignen Zellen in Aszites oder bei Peritonealspülung
T1b	IB	Tumor auf beide Ovarien begrenzt; Kapsel intakt, kein Tumor auf der Oberfläche der beiden Ovarien; keine malignen Zellen in Aszites oder bei Peritonealspülung
T1c	IC	Tumor begrenzt auf ein oder beide Ovarien mit Kapselruptur, Tumor an Ovaroberfläche oder maligne Zellen in Aszites oder bei Peritonealspülung
T2	II	Tumor befällt ein Ovar oder beide Ovarien und breitet sich im Becken aus
T2a	IIA	Ausbreitung auf und/oder Implantate an Uterus und/oder Tube(n); keine malignen Zellen in Aszites oder bei Peritonealspülung
T2b	IIB	Ausbreitung auf andere Beckengewebe; keine malignen Zellen in Aszites oder bei Peritonealspülung

Gynäkologie

TNM-Kategorien	FIGO-Stadien	
T2c	IIC	Ausbreitung im Becken (2a oder 2b) und maligne Zellen in Aszites oder bei Peritonealspülung
T3 und/N1 oder	III	Tumor befällt ein oder beide Ovarien, mit mikroskopisch nachgewiesenen Peritonealmetastasen außerhalb des Beckens und/oder regionären Lymphknotenmetastasen
T3a	IIIA	Mikroskopische Peritonealmetastasen jenseits des Beckens
T3b	IIIB	Makroskopische Peritonealmetastasen jenseits des Beckens, größte Ausdehnung 2 cm oder weniger
T3c und/ oder N1	IIIC	Peritonealmetastasen jenseits des Beckens, größte Ausdehnung mehr als 2 cm, und/oder regionäre Lymphknotenmetastasen
M1	IV	Fernmetastasen (ausschließlich Peritonealmetastasen)

▶ **Anmerkung**
Metastasen an der Leberkapsel entsprechen T3/Stadium III, Leberparenchymmetastasen M1/Stadium IV. Um einen Pleuraerguss als M1/Stadium IV zu klassifizieren, muss ein positiver zytologischer Befund vorliegen.

▶ **Anmerkung der Übersetzer**
Die Anmerkung der FIGO zu Stadium IC und IIC lautet: Es ist hilfreich zu wissen, ob die Kapselruptur spontan war oder durch den Operator bedingt war und ob maligne Zellen im Aszites oder durch Peritonealspülungen nachweisbar waren.

N – Regionäre Lymphknoten

NX Regionäre Lymphknoten können nicht beurteilt werden
N0 Keine regionären Lymphknotenmetastasen
N1 Regionäre Lymphknotenmetastasen

M – Fernmetastasen

MX   Fernmetastasen können nicht beurteilt werden
M0   Keine Fernmetastasen
M1   Fernmetastasen (ausschließlich Peritonealmetastasen)

ptTNM: Pathologische Klassifikation

Die pT-, pN- und pM-Kategorien entsprechen den T-, N- und M-Kategorien.

pN0 Regionäre Lymphadenektomie und histologische Untersuchung üblicherweise von 10 oder mehr Lymphknoten.
    Wenn die untersuchten Lymphknoten tumorfrei sind, aber die Zahl der üblicherweise untersuchten Lymphknoten nicht erreicht wird, soll pN0 klassifiziert werden.

G: Histopathologisches Grading

Siehe Definitionen S. 132.

Stadiengruppierung

Stadium IA	T1a	N0	M0
Stadium IB	T1b	N0	M0
Stadium IC	T1 c	N0	M0
Stadium IIA	T2a	N0	M0
Stadium IIB	T2b	N0	M0
Stadium IIC	T2 c	N0	M0
Stadium IIIA	T3a	N0	M0
Stadium IIIB	T3b	N0	M0
Stadium IIIC	T3 c	N0	M0
	Jedes T	N1	M0
Stadium IV	Jedes T	Jedes N	M1

Gynäkologie

Kurzfassung

Ovar		
TNM		FIGO
T1	Begrenzt auf Ovarien	I
T1a	Ein Ovar, Kapsel intakt	IA
T1b	Beide Ovarien, Kapsel intakt	IB
T1 c	Kapselruptur, Tumor an Oberfläche, maligne Zellen in Aszites oder bei Peritonealspülung	IC
T2	Ausbreitung im Becken	II
T2a	Uterus, Tube(n)	IIA
T2b	Andere Beckengewebe	IIB
T2 c	Maligne Zellen in Aszites oder bei Peritonealspülung	IIC
T3 und/ oder N1	Peritonealmetastasen jenseits Becken und/ oder regionäre Lymphknotenmetastasen	III
T3a	Mikroskopische Peritonealmetastasen	IIIA
T3b	Makroskopische Peritonealmetastase(n) ≤ 2 cm	IIIB
T3 c und/ oder N1	Peritonealmetastase(n) > 2 cm und/oder regionäre Lymphknotenmetastasen	IIIC
M1	Fernmetastasen (ausschließlich Peritoneal- metastasen)	IV

Tuba uterina
(ICD-O C57.0)

Die Definition der T-, N- und M-Kategorien entspricht den FIGO-Stadien. Beide Klassifikationen sind zum Vergleich aufgeführt.

Regeln zur Klassifikation

Die Klassifikation gilt nur für Karzinome. Histologische Diagnosesicherung des Tumors ist erforderlich.

Verfahren zur Bestimmung der T-, N- und M-Kategorien sind:

T-Kategorien: Klinische Untersuchung, bildgebende Verfahren, Laparoskopie und/oder chirurgische Exploration

N-Kategorien: Klinische Untersuchung, bildgebende Verfahren, Laparoskopie und/oder chirurgische Exploration

M-Kategorien: Klinische Untersuchung, bildgebende Verfahren, Laparoskopie und/oder chirurgische Exploration

Die FIGO-Stadien basieren auf chirurgischem Staging, die TNM-Stadien auf klinischer und/oder pathologischer Klassifikation.

Regionäre Lymphknoten

Regionäre Lymphknoten sind die Lymphknoten an den Aa. iliacae internae (hypogastrische einschließlich Obturatorlymphknoten), communes und externae sowie die lateralen sakralen, paraaortalen (einschließlich parakavaler und interaortokavaler) und inguinalen Lymphknoten.

Gynäkologie

TNM: Klinische Klassifikation

T – Primärtumour

TNM-Kategorien	FIGO-Stadien	
TX		Primärtumor kann nicht beurteilt werden
T0		Kein Anhalt für Primärtumor
Tis		Carcinoma in situ (präinvasives Karzinom)
T1	I	Tumor begrenzt auf die Tube(n)
T1a	IA	Tumor begrenzt auf eine Tube, ohne Penetration der Serosaoberfläche; Ascites kann vorhanden sein, wenn Zytologie negativ
T1b	IB	Tumor begrenzt auf beide Tuben, ohne Penetration der Serosaoberfläche; Ascites kann vorhanden sein, wenn Zytologie negativ
T1c	IC	Tumor begrenzt auf eine oder beide Tube(n) mit Ausdehnung auf oder durch die Serosa und/oder Tumorzellen in Aszites oder Peritonealspülung
T2	II	Tumor begrenzt auf eine oder beide Tube(n) und Ausbreitung im Becken
T2a	IIA	Ausbreitung auf und/oder Metastasen am Uterus und/oder Ovarien
T2b	IIB	Ausbreitung auf andere Beckenstrukturen
T2c	IIC	Ausbreitung in Becken (2a oder 2b) mit Tumorzellen in Aszites oder Peritonealspülung
T3 und/oder N1	III	Tumor befällt eine oder beide Tube(n) mit mikroskopisch nachgewiesenen Peritonealmetastasen außerhalb des Beckens und/oder regionären Lymphknotenmetastasen
T3a	IIIA	Mikroskopische Peritonealmetastasen jenseits des Beckens
T3b	IIIB	Makroskopische Peritonealmetastasen jenseits des Beckens, größte Ausdehnung 2 cm oder weniger

TNM-Kategorien	FIGO-Stadien	
T3c und/oder N1	IIIC	Peritonealmetastasen jenseits des Beckens, größte Ausdehnung mehr als 2 cm und/oder Lymphknotenmetastasen
M1	IV	Fernmetastasen (ausschließlich Peritonealmetastasen)

▶ **Anmerkung**
Metastasen an der Leberkapsel entsprechen T3/Stadium III, Leberparenchymmetastasen M1/Stadium IV. Um einen Pleuraerguss als M1/Stadium IV zu klassifizieren, muss ein positiver zytologischer Befund vorliegen.

N – Regionäre Lymphknoten

NX   Regionäre Lymphknoten können nicht beurteilt werden
N0   Keine regionären Lymphknotenmetastasen
N1   Regionäre Lymphknotenmetastasen

M – Fernmetastasen

MX   Fernmetastasen können nicht beurteilt werden
M0   Keine Fernmetastasen
M1   Fernmetastasen (ausschließlich Peritonealmetastasen)

pTNM: Pathologische Klassifikation

Die pT-, pN- und pM-Kategorien entsprechen den T-, N- und M-Kategorien.

pN0 Regionäre Lymphadenektomie und histologische Untersuchung üblicherweise von 10 oder mehr Lymphknoten.
Wenn die untersuchten Lymphknoten tumorfrei sind, aber die Zahl der üblicherweise untersuchten Lymphknoten nicht erreicht wird, soll pN0 klassifiziert werden.

Gynäkologie

G: Histopathologisches Grading

Siehe Definitionen S. 132.

Stadiengruppierung

Stadium 0	Tis	N0	M0
Stadium IA	T1a	N0	M0
Stadium IB	T1b	N0	M0
Stadium IC	T1 c	N0	M0
Stadium IIA	T2a	N0	M0
Stadium IIB	T2b	N0	M0
Stadium IIC	T2 c	N0	M0
Stadium IIIA	T3a	N0	M0
Stadium IIIB	T3b	N0	M0
Stadium IIIC	T3 c	N0	M0
	Jedes T	N1	M0
Stadium IV	Jedes T	Jedes N	M1

Kurzfassung

Tuba uterina		
TNM		FIGO
T1	Begrenzt auf Tube(n)	I
T1a	Eine Tube, Serosa intakt	IA
T1b	Beide Tuben, Serosa intakt	IB
T1c	Serosabefall, maligne Zellen in Aszites oder bei Peritonealspülung	IC
T2	Ausbreitung im Becken	II
T2a	Uterus, Ovar(ien)	IIA
T2b	Andere Beckenstrukturen	IIB
T2c	Maligne Zellen in Aszites oder bei Peritonealspülung	IIC
T3 und/ oder N1	Peritonealmetastasen jenseits Becken und/ oder regionäre Lymphknotenmetastasen	III
T3a	Mikroskopische Peritonealmetastasen	IIIA
T3b	Makroskopische Peritonealmetastasen ≤ 2 cm	IIIB
T3c und/ oder N1	Peritonealmetastase(n) > 2 cm und/oder regionäre Lymphknotenmetastasen	IIIC
M1	Fernmetastasen (ausschließlich Peritonealmetastasen)	IV

Gynäkologie

Trophoblastäre Schwangerschaftstumoren (ICD-O C58)

Die Klassifikation der trophoblastären Schwangerschaftstumoren basiert auf jener der FIGO von 1992 und wurde 2001 ergänzt [Ngan HYS, Odicino F, Maisoneuve P, Beller U, Benedet JL, Heintz APM, Pecorelli S, Sideri M, Creasman WT (2001) Gestational trophoblastic tumours. J Epidemiol Biostatist 6:175–184].

Die Definition der T- und M-Kategorien entspricht den verschiedenen FIGO-Stadien. Beide Klassifikationen sind zum Vergleich aufgeführt. Im Gegensatz zu anderen Tumoren ist eine N-Klassifikation (regionäre Lymphknoten) für diese Tumoren nicht vorgesehen. Ein Prognosescore, der auf nichtanatomischen Faktoren beruht, wird verwendet, um die Fälle Hoch- und Niedrigrisikokategorien zuordnen zu können. Diese Kategorien werden für die Stadiengruppierung berücksichtigt.

Regeln zur Klassifikation

Die Klassifikation gilt für Chorionkarzinome (ICD-O 9100/3), invasive hydatiforme Molen (9100/1) und für den trophoblastischen Plazentatumor (9104/1). Der letztere soll gesondert analysiert werden. Eine histologische Diagnosesicherung des Tumors ist dann nicht erforderlich, wenn der Wert des humanen Choriogonadotropin (HCG) abnormal erhöht ist. Eine vorausgegangene Chemotherapie sollte dokumentiert werden.

▶ **Anmerkung der Übersetzer**
Es wird empfohlen, auch den epithelialen Trophoblasttumor (ETT) (ICD-O M9105/3) in die Klassifikation mit einzubeziehen.

Verfahren zur Bestimmung der T- und M-Kategorien sind:

T-Kategorien: Klinische Untersuchung, bildgebende Verfahren einschließlich Urographie und Zystoskopie

M-Kategorien: Klinische Untersuchung, bildgebende Verfahren
Risikofaktoren: Alter, Art der vorausgegangenen Schwangerschaft, Interval zur Indexschwangerschaft, HCG-Wert vor Behandlung, Durchmesser des größten Tumors, Lokalisation der Metastasen, Anzahl der Metastasen, vorausgegangene Behandlung werden berücksichtigt, um einen Prognosescore zu errechnen, der die Fälle in solche mit niedrigem und hohem Risiko einteilt.

▶ **Anmerkung der Übersetzer**
Ein histologisches Grading wird nicht angewendet.

TM: Klinische Klassifikation

TNM-Kategorien	FIGO-Stadien	
TX		Primärtumor kann nicht beurteilt werden
T0		Kein Anhalt für Primärtumor
T1	I	Tumor auf den Uterus beschränkt
T2	II	Tumor breitet sich auf andere Genitalstrukturen aus: Vagina, Ovar, Ligamentum latum, Tuba uterina (Metastasen oder direkte Ausbreitung)
MX		Fernmetastasen können nicht beurteilt werden
M0		Keine Fernmetastasen
M1a	III	Lungenmetastasen
M1b	IV	Andere Fernmetastasen (mit oder ohne Lungenmetastasen)

▶ **Anmerkung**
Die Stadien I–IV werden nach dem Prognosescore in A und B unterteilt.

M – Fernmetastasen

▶ **Anmerkung**

Metastasen in anderen Genitalstrukturen (Vagina, Ovar, Ligamentum latum, Tuba uterina) werden als T2 klassifiziert. Jede Beteiligung extragenitaler Struk-

Gynäkologie

turen, entweder durch direkte Infiltration oder durch Metastasen, wird in der M-Kategorie klassifiziert.

Prognosescore

Prognosefaktor	0	1	2	4
Alter	< 40	≥ 40		
Vorausgegangene Schwangerschaft	Hytadiforme Mole	Abort	Schwangerschaft am Termin	
Monate nach Schwangerschaft	< 4	4–< 7	7–12	> 12
Serum-HCG vor Behandlung (IU/l)	< 10^3	10^3 bis < 10^4	10^4 bis < 10^5	≥ 10^5
Größter Tumordurchmesser (eingeschlossen Uterus)	< 3 cm	3 bis < 5 cm	≥ 5 cm	
Lokalisation der Metastasen	Lunge	Milz, Niere	Verdauungstrakt	Leber, Gehirn
Anzahl der Metastasen		1–4	5–8	> 8
Fehlgeschlagene Chemotherapien			Mono-chemotherapie	Poly-chemotherapie

▶ **Anmerkung der Übersetzer**
Die FIGO unterscheidet einen totalen Prognosescore 6 oder weniger = niedriges Risiko und 7 oder mehr = hohes Risiko.

Risikokategorien

Totaler Prognosescore 7 oder weniger = niedriges Risiko
Totaler Prognosescore 8 der mehr   = hohes Risiko

Stadiengruppierung

Stadium	T	M	Risikokategorien
I	T1	M0	Unbekannt
IA	T1	M0	Niedrig
IB	T1	M0	Hoch
II	T2	M0	Unbekannt
IIA	T2	M0	Niedrig
IIB	T2	M0	Hoch
III	Jedes T	M1a	Unbekannt
IIIA	Jedes T	M1a	Niedrig
IIIB	Jedes T	M1a	Hoch
IV	Jedes T	M1b	Unbekannt
IVA	Jedes T	M1b	Niedrig
IVB	Jedes T	M1b	Hoch

Kurzfassung

Trophoblastäre Schwangerschaftstumoren		
TM		**FIGO**
T1	Begrenzt auf Uterus	I
T2	Andere Genitalstrukturen	II
M1a	Lungenmetastasen	III
M1b	Andere Fernmetastasen	IV
Niedriges Risiko	Prognosescore ≤ 7	IA–IVA
Hohes Risiko	Prognosescore ≥ 8	IB–IVB

Gynäkologie

Urologische Tumoren

Einführende Bemerkungen

Folgende anatomische Bezirke werden klassifiziert:
- Penis
- Prostata (nur Adenokarzinom)
- Hoden
- Niere
- Nierenbecken und Harnleiter
- Harnblase
- Harnröhre (eingeschlossen Übergangszellkarzinome der Prostata und der prostatischen Harnröhre)

Jeder Bezirk wird nach folgendem Schema beschrieben

- Regeln zur Klassifikation mit den Verfahren für die Bestimmung der T-, N- und M-Kategorien. Zusätzliche Methoden zur Erhöhung der Genauigkeit der Bestimmung vor Behandlung können benutzt werden
- Anatomische Bezirke und Unterbezirke, wo angemessen
- Definition der regionären Lymphknoten
- TNM: Klinische Klassifikation
- pTNM: Pathologische Klassifikation
- G: Histopathologisches Grading, wo anwendbar
- Stadiengruppierung
- Kurzfassung

Fernmetastasen

Die Kategorien M1 und pM1 können wie folgt spezifiziert werden:

Lunge	PUL	Knochenmark	MAR
Knochen	OSS	Pleura	PLE
Leber	HEP	Peritoneum	PER
Hirn	BRA	Nebenniere	ADR
Lymphknoten	LYM	Haut	SKI
Andere Organe	OTH		

R-Klassifikation

Das Fehlen oder Vorhandensein von Residualtumor nach Behandlung wird durch die R-Klassifikation beschrieben. Die Definitionen der R-Klassifikation sind:

RX   Vorhandensein von Residualtumor kann nicht beurteilt werden
R0   Kein Residualtumor
R1   Mikroskopischer Residualtumor
R2   Makroskopischer Residualtumor

Penis
(ICD-O C60)

Regeln zur Klassifikation

Die Klassifikation gilt nur für Karzinome. Histologische Diagnosesicherung ist erforderlich.

Verfahren zur Bestimmung der T-, N- und M-Kategorien sind:

T-Kategorien: Klinische Untersuchung und Endoskopie
N-Kategorien: Klinische Untersuchung und bildgebende Verfahren
M-Kategorien: Klinische Untersuchung und bildgebende Verfahren

Anatomische Unterbezirke

1. Präputium (C60.0)
2. Glans penis (C60.1)
3. Penisschaft (C60.2)

Regionäre Lymphknoten

Die regionären Lymphknoten sind die oberflächlichen und tiefen Leistenlymphknoten und die Beckenlymphknoten.

TNM: Klinische Klassifikation

T – Primärtumor

TX   Primärtumor kann nicht beurteilt werden
T0   Kein Anhalt für Primärtumor
Tis   Carcinoma in situ

Ta   Nichtinvasives verruköses Karzinom
T1   Tumor infiltriert subepitheliales Bindegewebe

T2   Tumor infiltriert Corpus spongiosum oder cavernosum
T3   Tumor infiltriert Urethra oder Prostata
T4   Tumor infiltriert andere Nachbarstrukturen

N – Regionäre Lymphknoten

NX   Regionäre Lymphknoten können nicht beurteilt werden
N0   Keine regionären Lymphknotenmetastasen
N1   Metastase(n) in solitärem oberflächlichem Leistenlymphknoten
N2   Metastasen in multiplen oder bilateralen oberflächlichen Leistenlymphknoten
N3   Metastase(n) in tiefen Leisten- oder Beckenlymphknoten (uni- oder bilateral)

M – Fernmetastasen

MX   Fernmetastasen können nicht bestimmt werden
M0   Keine Fernmetastasen
M1   Fernmetastasen

pTNM: Pathologische Klassifikation

Die pT-, pN- und pM-Kategorien entsprechen den T-, N- und M-Kategorien.

G: Histopathologisches Grading

GX   Differenzierungsgrad kann nicht bestimmt werden
G1   Gut differenziert
G2   Mäßig differenziert
G3–4 Schlecht differenziert/undifferenziert

Stadiengruppierung

Stadium 0	Tis	N0	M0
	Ta	N0	M0
Stadium I	T1	N0	M0
Stadium II	T1	N1	M0
	T2	N0, N1	M0
Stadium III	T1, T2	N2	M0
	T3	N0, N1, N2	M0
Stadium IV	T4	Jedes N	M0
	Jedes T	N3	M0
	Jedes T	Jedes N	M1

Kurzfassung

Penis	
Tis	In situ
Ta	Nichtinvasives verruköses Karzinom
T1	Subepitheliales Bindegewebe
T2	Corpus spongiosum, cavernosum
T3	Urethra, Prostata
T4	Andere Nachbarstrukturen
N1	Ein oberflächlicher Leistenlymphknoten
N2	Multiple oder bilaterale oberflächliche Leistenlymphknoten
N3	Tiefe Leisten- oder Beckenlymphknoten

Urologie

Prostata
(ICD-O C61)

Regeln zur Klassifikation

Die Klassifikation gilt nur für Adenokarzinome. Übergangszellkarzinome der Prostata werden bei den Tumoren der Urethra klassifiziert. Histologische Diagnosesicherung ist erforderlich.

Verfahren zur Bestimmung der T-, N- und M-Kategorien sind:

T-Kategorien: Klinische Untersuchung, bildgebende Verfahren, Endoskopie, Biopsie und biochemische Tests
N-Kategorien: Klinische Untersuchung und bildgebende Verfahren
M-Kategorien: Klinische Untersuchung, bildgebende Verfahren, Skelettuntersuchungen und biochemische Tests

Regionäre Lymphknoten

Regionäre Lymphknoten sind die Lymphknoten des kleinen Beckens, die im Wesentlichen den Beckenlymphknoten unterhalb der Bifurkation der Aa. iliacae communes entsprechen. Die Seitenlokalisation beeinflusst die N-Klassifikation nicht.

TNM: Klinische Klassifikation

T – Primärtumor

TX   Primärtumor kann nicht beurteilt werden
T0   Kein Anhalt für Primärtumor

T1   Klinisch nicht erkennbarer Tumor, der weder tastbar noch in bildgebenden Verfahren sichtbar ist
  T1a   Tumor zufälliger histologischer Befund („incidental carcinoma") in 5% oder weniger des resezierten Gewebes
  T1b   Tumor zufälliger histologischer Befund („incidental carcinoma") in mehr als 5% des resezierten Gewebes

T1c   Tumor durch Nadelbiopsie diagnostiziert (z. B. wegen erhöhter PSA)

T2   Tumor begrenzt auf Prostata[1]

T2a   Tumor befällt die Hälfte eines Lappens oder weniger

T2b   Tumor befällt mehr als die Hälfte eines Lappens

T2c   Tumor in beiden Lappen

T3   Tumor durchbricht die Prostatakapsel[2]

T3a   Extrakapsuläre Ausbreitung (einseitig oder beidseitig)

T3b   Tumor infiltriert Samenblase(n)

T4   Tumor ist fixiert oder infiltriert andere benachbarte Strukturen als Samenblasen, z. B. Blasenhals, Sphincter externus, Rektum, und/oder Levatormuskel und/oder ist an Beckenwand fixiert

▶ **Anmerkungen**

[1] Ein Tumor, der durch Nadelbiopsie in einem oder beiden Lappen gefunden wird, aber weder tastbar noch in bildgebenden Verfahren sichtbar ist, wird als T1c klassifiziert.

[2] Invasion in den Apex der Prostata oder in die Prostatakapsel (aber nicht darüber hinaus) wird als T2 (nicht T3) klassifiziert.

N – Regionäre Lymphknoten

NX   Regionäre Lymphknoten können nicht beurteilt werden

N0   Keine regionären Lymphknotenmetastasen

N1   Regionäre Lymphknotenmetastasen

M – Fernmetastasen

MX   Fernmetastasen können nicht beurteilt werden

M0   Keine Fernmetastasen

M1   Fernmetastasen

M1a   Nichtregionäre(r) Lymphknoten

M1b   Knochen

M1c   Andere Lokalisation(en)

▶ **Anmerkung**

Wenn Metastasen in mehr als einer Lokalisation nachweisbar sind, soll die höchste Kategorie benutzt werden.

Urologie

pTNM: Pathologische Klassifikation

Die pT-, pN- und pM-Kategorien entsprechen den T-, N- und M-Kategorien.

Eine pT1-Kategorie existiert nicht, da die Definitionen von T1 nicht auf die pathologische Klassifikation übertragbar sind.

▶ **Anmerkung**
Eine Metastase, die nicht größer als 0,2 cm ist, kann mit pN1 mi verschlüsselt werden (s. S. 9 der Einleitung).

G: Histopathologisches Grading

GX   Differenzierungsgrad kann nicht bestimmt werden
G1   Gut differenziert (leichte Anaplasie) (Gleason 2–4)
G2   Mäßig differenziert (mäßige Anaplasie) (Gleason 5–6)
G3–4 Schlecht differenziert/undifferenziert (ausgeprägte Anaplasie) (Gleason 7–10)

Stadiengruppierung

Stadium I	T1a	N0	M0	G1
Stadium II	T1a	N0	M0	G2, 3–4
	T1b, T1 c	N0	M0	Jedes G
	T1, T2	N0	M0	Jedes G
Stadium III	T3	N0	M0	Jedes G
Stadium IV	T4	N0	M0	Jedes G
	Jedes T	N1	M0	Jedes G
	Jedes T	Jedes N	M1	Jedes G

Kurzfassung

Prostata	
T1	Weder tastbar noch sichtbar
T1a	≤ 5%
T1b	> 5%
T1 c	Nadelbiopsie
T2	Begrenzt auf Prostata
T2a	≤ Hälfte eines Lappens
T2b	>Hälfte eines Lappens
T2 c	Beide Lappen
T3	Kapseldurchbruch
T3a	Unilateral, bilateral
T3b	Samenblase(n)
T4	Fixiert/andere Nachbarstrukturen als Samenblasen (Blasenhals/Sphincter externus/Rektum/Levatormuskel/Beckenwand)
N1	Regionär
M1a	Nichtregionäre(r) Lymphknoten
M1b	Knochen
M1 c	Andere Lokalisation(en)

Hoden
(ICD-O C62)

Regeln zur Klassifikation

Die Klassifikation gilt nur für Keimzelltumoren des Hodens. Histologische Diagnosesicherung und Unterteilung der Fälle nach histologischem Typ ist erforderlich. Ein histologisches Grading wird nicht angewendet.

Bei Hodentumoren werden häufig erhöhte Serumtumormarker gefunden [α-Fetoprotein (AFP), humanes Choriogonadotropin (HCG) und Laktatdehydrogenase (LDH)]. Die Stadiengruppierung beruht auf der anatomischen Ausbreitung des Tumors und auf der Bestimmung der Serumtumormarker.

Verfahren zur Bestimmung der N-, M- und S-Kategorien sind:

N-Kategorien: Klinische Untersuchung und bildgebende Verfahren
M-Kategorien: Klinische Untersuchung, bildgebende Verfahren und biochemische Tests
S-Kategorien: Bestimmung der Serumtumormarker

Die Stadien können auf der Basis einer Erhöhung der Serumtumormarker und ihres Ausmaßes weiter unterteilt werden. Serumtumormarker werden sofort nach der Orchiektomie bestimmt und sollten, sofern erhöht, in regelmäßigen Abständen kontrolliert werden, angepasst an den normalen Abfall der Serumwerte von AFP (Halbwertszeit < 7 Tage) und HCG (Halbwertzeit < 3 Tage), um eine Serumtumormarkererhöhung festzustellen. Die S-Klassifikation basiert auf dem niedrigsten Wert von AFP und HCG nach Orchiektomie. Der Serumwert von LDH (aber nicht seine Halbwertszeit) hat prognostische Bedeutung bei Patienten mit Metastasen und wird in die Klassifikation mit einbezogen.

▶ **Anmerkung der Übersetzer**

Nach Angaben eines interdisziplinären Arbeitskreises beträgt die (biologische) Halbwertszeit für AFP 5 Tage, für HCG 12–36 h [Wolter C, Luppa P, Breul J, Fink U, Hanauske A-R, Präuer HW, Sendler A, Wilhelm O, Neumeier D (1996) Humorale Tumormarker. Dtsch Ärzteblatt 93: A346–352].

Regionäre Lymphknoten

Regionäre Lymphknoten sind die abdominalen paraaortalen, präaortalen, interaortokavalen, präkavalen, parakavalen, retrokavalen und retroaortalen Lymphknoten. Die Lymphknoten entlang der Vena spermatica werden den regionären zugeordnet. Die Seitenlokalisation beeinflusst die N-Klassifikation nicht.

Nach skrotaler oder inguinaler Operation werden auch die intrapelvinen und inguinalen Lymphknoten als regionär eingeordnet.

TNM: Klinische Klassifikation

T – Primärtumor

Ausgenommen bei pTis und pT4, bei denen eine radikale Orchiektomie nicht notwendig für die Klassifikation ist, wird die Ausdehnung des Primärtumors nach radikaler Orchiektomie bestimmt (s. pT). Falls keine radikale Orchiektomie vorgenommen wurde, wird TX verschlüsselt.

N – Regionäre Lymphknoten

NX   Regionäre Lymphknoten können nicht beurteilt werden
N0   Keine regionären Lymphknotenmetastasen
N1   Metastasierung in Form eines Lymphknotenkonglomerats oder in (solitärem oder multiplen) Lymphknoten, jeweils nicht mehr als 2 cm in größter Ausdehnung
N2   Metastasierung in Form eines Lymphknotenkonglomerats oder in multiplen Lymphknoten, mehr als 2 cm, aber nicht mehr als 5 cm in größter Ausdehnung
N3   Metastasierung in Form eines Lymphknotenkonglomerats, mehr als 5 cm in größter Ausdehnung

Urologie

M – Fernmetastasen

MX Fernmetastasen können nicht beurteilt werden
M0 Keine Fernmetastasen
M1 Fernmetastasen
  M1a Nichtregionäre Lymphknoten- oder Lungenmetastase(n)
  M1b Andere Fernmetastase(n)

pTNM: Pathologische Klassifikation

pT – Primärtumor

pTX Primärtumor kann nicht beurteilt werden
pT0 Kein Anhalt für Primärtumor (z. B. histologische Narbe im Hoden)
pTis Intratubuläre Keimzellneoplasie (Carcinoma in situ)

pT1 Tumor begrenzt auf Hoden und Nebenhoden, ohne Blut-/ Lymphgefäßinvasion (der Tumor kann die Tunica albuginea infiltrieren, nicht aber die Tunica vaginalis)
pT2 Tumor begrenzt auf Hoden und Nebenhoden, mit Blut-/Lymphgefäßinvasion, oder Tumor mit Ausdehnung durch die Tunica albuginea mit Befall der Tunica vaginalis
pT3 Tumor infiltriert Samenstrang (mit/ohne Blut-/Lymphgefäßinvasion)
pT4 Tumor infiltriert Skrotum (mit/ohne Blut-/Lymphgefäßinvasion)

pN – Regionäre Lymphknoten

pNX Regionäre Lymphknoten können nicht beurteilt werden
pN0 Keine regionären Lymphknotenmetastasen
pN1 Metastasierung in Form eines Lymphknotenkonglomerats, 2 cm oder weniger in größter Ausdehnung, und 5 oder weniger positive Lymphknoten, keiner mehr als 2 cm in größter Ausdehnung
pN2 Metastasierung in Form eines Lymphknotenkonglomerats, mehr als 2 cm, aber nicht mehr als 5 cm in größter Ausdehnung, oder mehr als 5 positive Lymphknoten, keiner mehr als 5 cm in größter Ausdehnung, oder extranodale Tumorausbreitung
pN3 Metastasierung in Form eines Lymphknotenkonglomerats, mehr als 5 cm in größter Ausdehnung

pM – Fernmetastasen

Die pM-Kategorien entsprechen den M-Kategorien.

S – Serumtumormarker

SX Werte der Serumtumormarker nicht verfügbar oder entsprechende Untersuchungen nicht vorgenommen

S0 Serumtumormarker innerhalb der normalen Grenzen

S1–S3 Wenigstens einer der Serumtumormarker erhöht

	LDH		HCG [mIU/ml]		AFP [ng/ml]
S1	< 1,5× N	und	< 5000	und	< 1000
S2	1,5–10× N	oder	5000–50000	oder	1000–10000
S3	> 10× N	oder	> 50000	oder	> 10000

(N = obere Grenze des Normwertes für LDH)

Stadiengruppierung

Stadium 0	pTis	N0	M0	S0, SX
Stadium I	pT1–4	N0	M0	SX
Stadium IA	pT1	N0	M0	S0
Stadium IB	pT2	N0	M0	S0
	pT3	N0	M0	S0
	pT4	N0	M0	S0
Stadium IS	Jedes pT/TX	N0	M0	S1, S2, S3
Stadium II	Jedes pT/TX	N1, N2, N3	M0	SX
Stadium IIA	Jedes pT/TX	N1	M0	S0
	Jedes pT/TX	N1	M0	S1
Stadium IIB	Jedes pT/TX	N2	M0	S0
	Jedes pT/TX	N2	M0	S1
Stadium IIC	Jedes pT/TX	N3	M0	S0
	Jedes pT/TX	N3	M0	S1
Stadium III	Jedes pT/TX	Jedes N	M1, M1a	SX
Stadium IIIA	Jedes pT/TX	Jedes N	M1, M1a	S0
	Jedes pT/TX	Jedes N	M1, M1a	S1

Stadium IIIB	Jedes pT/TX	N1, N2, N3	M0	S2
	Jedes pT/TX	Jedes N	M1, M1a	S2
Stadium IIIC	Jedes pT/TX	N1, N2, N3	M0	S3
	Jedes pT/TX	Jedes N	M1, M1a	S3
	Jedes pT/TX	Jedes N	M1b	Jedes S

Kurzfassung

Testis			
pTis	Intratubulär		
pT1	Hoden und Nebenhoden, ohne Blut-/Lymphgefäßinvasion		
pT2	Hoden und Nebenhoden, mit Blut-/Lymphgefäßinvasion oder Tunica vaginalis		
pT3	Samenstrang		
pT4	Skrotum		
N1	≤ 2 cm	pN1	≤ 2 cm und ≤ 5 Lymphknoten befallen
N2	> 2–5 cm	pN2	> 2–5 cm oder > 5 Lymphknoten oder extranodale Ausbreitung
N3	> 5 cm	pN3	> 5 cm
M1a	Nichtregionäre Lymphknoten oder Lungenmetastasen		
M1b	Andere Fernmetastasen		

Niere
(ICD-O C64)

Regeln zur Klassifikation

Die Klassifikation gilt nur für Nierenzellkarzinome. Histologische Diagnosesicherung ist erforderlich.

Verfahren zur Bestimmung der T-, N- und M-Kategorien sind:

T-Kategorien: Klinische Untersuchung und bildgebende Verfahren
N-Kategorien: Klinische Untersuchung und bildgebende Verfahren
M-Kategorien: Klinische Untersuchung und bildgebende Verfahren

Regionäre Lymphknoten

Die regionären Lymphknoten sind die hilären sowie die abdominalen paraaortalen und parakavalen Lymphknoten. Die Seitenlokalisation beeinflusst die N-Klassifikation nicht.

TNM: Klinische Klassifikation

T – Primärtumor

TX   Primärtumor kann nicht beurteilt werden
T0   Kein Anhalt für Primärtumor
T1   Tumor 7,0 cm oder weniger in größter Ausdehnung, begrenzt auf die Niere
  T1a   Tumor 4,0 cm oder weniger in größter Ausdehnung
  T1b   Tumor mehr als 4,0 cm, aber nicht mehr als 7,0 cm in größter Ausdehnung
T2   Tumor mehr als 7,0 cm in größter Ausdehnung, begrenzt auf die Niere
T3   Tumor breitet sich in größeren Venen aus oder infiltriert direkt Nebenniere oder perirenales Gewebe, jedoch nicht über die Gerota-Faszie hinaus

Urologie

T3a   Tumor infiltriert direkt Nebenniere oder perirenales Gewebe[1], aber nicht über die Gerota-Faszie hinaus

T3b   Tumor mit makroskopischer Ausbreitung in Nierenvene(n)[2] oder V. cava (einschließlich Wandbefall) unterhalb des Zwerchfells

T3 c   Tumor mit makroskopischer Ausbreitung in V. cava (einschließlich Wandbefall) oberhalb des Zwerchfells

T4   Tumor infiltriert über die Gerota-Faszie hinaus

▶ **Anmerkungen**
[1] Schließt peripelvines Fettgewebe mit ein.
[2] Schließt segmentale Äste (mit muskulärer Wand) ein.

N – Regionäre Lymphknoten

NX   Regionäre Lymphknoten können nicht beurteilt werden
N0   Keine regionären Lymphknotenmetastasen
N1   Metastase(n) in einem regionärem Lymphknoten
N2   Metastase(n) in mehr als einem regionärem Lymphknoten

M – Fernmetastasen

MX   Fernmetastasen können nicht beurteilt werden
M0   Keine Fernmetastasen
M1   Fernmetastasen

pTNM: Pathologische Klassifikation

Die pT-, pN- und pM-Kategorien entsprechen den T-, N- und M-Kategorien.

G: Histopathologisches Grading

GX   Differenzierungsgrad kann nicht bestimmt werden
G1   Gut differenziert
G2   Mäßig differenziert
G3–4 Schlecht differenziert/undifferenziert

Stadiengruppierung

Stadium I	T1	N0	M0
Stadium II	T2	N0	M0
Stadium III	T3	N0	M0
	T1, T2, T3	N1	M0
Stadium IV	T4	N0, N1	M0
	Jedes T	N2	M0
	Jedes T	Jedes N	M1

Kurzfassung

Niere	
T1	$\leq 7{,}0$ cm, begrenzt auf Niere
T1a	≤ 4 cm
T1b	> 4 cm
T2	$> 7{,}0$ cm, begrenzt auf Niere
T3	In größeren Venen oder Nebenniere oder perirenale Invasion
T3a	Nebenniere/perirenale Infiltration
T3b	Nierenvene(n), V. cava unterhalb Zwerchfell
T3c	V. cava oberhalb Zwerchfell
T4	Über Gerota-Faszie hinaus
N1	Solitär
N2	Mehr als ein Lymphknoten

Nierenbecken und Harnleiter
(ICD-O C65, C66)

Regeln zur Klassifikation

Die Klassifikation gilt nur für Karzinome, nicht für Papillome. Histologische oder zytologische Diagnosesicherung ist erforderlich.

Verfahren zur Bestimmung der T-, N- und M-Kategorien sind:

T-Kategorien: Klinische Untersuchung, bildgebende Verfahren und Endoskopie
N-Kategorien: Klinische Untersuchung und bildgebende Verfahren
M-Kategorien: Klinische Untersuchung und bildgebende Verfahren

Anatomische Bezirke

1. Nierenbecken (C65)
2. Harnleiter (C66)

Regionäre Lymphknoten

Die regionären Lymphknoten sind die hilären, abdominalen paraaortalen und parakavalen sowie für den Harnleiter die intrapelvinen Lymphknoten. Die Seitenlokalisation beeinflusst die N-Klassifikation nicht.

TNM: Klinische Klassifikation

T – Primärtumor

TX   Primärtumor kann nicht beurteilt werden
T0   Kein Anhalt für Primärtumor
Ta   Nichtinvasives papilläres Karzinom

Tis   Carcinoma in situ

T1   Tumor infiltriert subepitheliales Bindegewebe

T2   Tumor infiltriert Muskularis

T3   *Nierenbecken:* Tumor infiltriert durch die Muskulatur in das peripelvine Fettgewebe oder Nierenparenchym
Harnleiter: Tumor infiltriert durch die Muskulatur in das periureterale Fettgewebe

T4   Tumor infiltriert Nachbarorgane oder durch die Niere in das perirenale Fettgewebe

N – Regionäre Lymphknoten

NX   Regionäre Lymphknoten können nicht beurteilt werden

N0   Keine regionären Lymphknotenmetastasen

N1   Metastase(n) in solitärem Lymphknoten, 2 cm oder weniger in größter Ausdehnung

N2   Metastase(n) in solitärem Lymphknoten, mehr als 2 cm, aber nicht mehr als 5 cm in größter Ausdehnung, oder in multiplen Lymphknoten, keine mehr als 5 cm in größter Ausdehnung

N3   Metastase(n) in Lymphknoten, mehr als 5 cm in größter Ausdehnung

M – Fernmetastasen

MX   Fernmetastasen können nicht beurteilt werden

M0   Keine Fernmetastasen

M1   Fernmetastasen

pTNM: Pathologische Klassifikation

Die pT-, pN- und pM-Kategorien entsprechen den T-, N- und M-Kategorien.

G: Histopathologisches Grading

GX   Differenzierungsgrad kann nicht bestimmt werden
G1   Gut differenziert
G2   Mäßig differenziert
G3–4 Schlecht differenziert/undifferenziert

Stadiengruppierung

Stadium 0a	Ta	N0	M0
Stadium 0is	Tis	N0	M0
Stadium I	T1	N0	M0
Stadium II	T2	N0	M0
Stadium III	T3	N0	M0
Stadium IV	T4	N0	M0
	Jedes T	N1, N2, N3	M0
	Jedes T	Jedes N	M1

Kurzfassung

Nierenbecken, Harnleiter	
Ta	Nichtinvasiv papillär
Tis	In situ
T1	Subepitheliales Bindegewebe
T2	Muskulatur
T3	Peripelvines/periureterales Fettgewebe/Nierenparenchym
T4	Nachbarorgane, perirenales Fettgewebe
N1	Solitär ≤ 2 cm
N2	Solitär > 2–5 cm, multipel ≤ 5 cm
N3	> 5 cm

Harnblase
(ICD-O C67)

Regeln zur Klassifikation

Die Klassifikation gilt nur für Karzinome, nicht für Papillome. Histologische oder zytologische Diagnosesicherung ist erforderlich.

Verfahren zur Bestimmung der T-, N- und M-Kategorien sind:

T-Kategorien: Klinische Untersuchung, bildgebende Verfahren, Endoskopie
N-Kategorien: Klinische Untersuchung und bildgebende Verfahren
M-Kategorien: Klinische Untersuchung und bildgebende Verfahren

Regionäre Lymphknoten

Regionäre Lymphknoten sind die Lymphknoten des kleinen Beckens, die im Wesentlichen den Beckenlymphknoten unter der Bifurkation der Aa. iliacae communes entsprechen. Die Seitenlokalisation beeinflusst die N-Klassifikation nicht.

TNM: Klinische Klassifikation

Der Zusatz (m) soll bei der entsprechenden T-Kategorie verwendet werden, um multiple Läsionen anzuzeigen. Der Zusatz (is) kann zu jeder T-Kategorie verwendet werden, um das Vorhandensein eines assoziierten Carcinoma in situ anzuzeigen.

T – Primärtumor

TX	Primärtumor kann nicht beurteilt werden
T0	Kein Anhalt für Primärtumor
Ta	Nichtinvasives papilläres Karzinom
Tis	Carcinoma in situ („flat tumour")

Urologie

T1   Tumor infiltriert subepitheliales Bindegewebe
T2   Tumor infiltriert Muskulatur
  T2a   Tumor infiltriert oberflächliche Muskulatur (innere Hälfte)
  T2b   Tumor infiltriert tiefe Muskulatur (äußere Hälfte)
T3   Tumor infiltriert perivesikales Fettgewebe
  T3a   Mikroskopisch
  T3b   Makroskopisch (extravesikaler Tumor)
T4   Tumor infiltriert Prostata oder Uterus oder Vagina oder Becken- oder Bauchwand
  T4a   Tumor infiltiert Prostata oder Uterus oder Vagina
  T4b   Tumor infiltriert Becken- oder Bauchwand

N – Regionäre Lymphknoten

NX   Regionäre Lymphknoten können nicht beurteilt werden
N0   Keine regionären Lymphknotenmetastasen
N1   Metastase(n) in solitärem Lymphknoten, 2 cm oder weniger in größter Ausdehnung
N2   Metastase(n) in solitärem Lymphknoten, mehr als 2 cm, aber nicht mehr als 5 cm in größter Ausdehnung, oder in multiplen Lymphknoten, keine mehr als 5 cm in größter Ausdehnung
N3   Metastase(n) in Lymphknoten, mehr als 5 cm in größter Ausdehnung

M – Fernmetastasen

MX   Fernmetastasen können nicht beurteilt werden
M0   Keine Fernmetastasen
M1   Fernmetastasen

pTNM: Pathologische Klassifikation

Die pT-, pN- und pM-Kategorien entsprechen den T-, N- und M-Kategorien.

G: Histopathologisches Grading

GX Differenzierungsgrad kann nicht bestimmt werden
G1 Gut differenziert
G2 Mäßig differenziert
G3–4 Schlecht differenziert/undifferenziert

Stadiengruppierung

Stadium 0a	Ta	N0	M0
Stadium 0is	Tis	N0	M0
Stadium I	T1	N0	M0
Stadium II	T2a, T2b	N0	M0
Stadium III	T3a, T3b, T4a	N0	M0
Stadium IV	T4b	N0	M0
	Jedes T	N1, N2, N3	M0
	Jedes T	Jedes N	M1

Kurzfassung

Harnblase	
Ta	Nichtinvasiv papillär
Tis	In situ („flat tumour")
T1	Subepitheliales Bindegewebe
T2	Muskulatur
T2a	Oberflächliche Muskulatur (innere Hälfte)
T2b	Tiefe Muskulatur (äußere Hälfte)
T3	Perivesikales Fettgewebe
T3a	Mikroskopisch
T3b	Makroskopisch (extravesikaler Tumor)
T4	Prostata, Uterus, Vagina, Becken- oder Bauchwand
T4a	Prostata, Uterus, Vagina
T4b	Becken- oder Bauchwand
N1	Solitär ≤ 2 cm
N2	Solitär > 2–5 cm, multipel ≤ 5 cm
N3	> 5 cm

Urologie

Harnröhre
(ICD-O C68.0, [C61])

Regeln zur Klassifikation

Die Klassifikation gilt für Karzinome der Urethra (ICD-O C68.0) und Übergangszellkarzinome der Prostata (ICD-O C61) und der prostatischen Harnröhre. Histologische oder zytologische Diagnosesicherung ist erforderlich.

Verfahren zur Bestimmung der T-, N- und M-Kategorien sind:

T-Kategorien: Klinische Untersuchung, bildgebende Verfahren, Endoskopie
N-Kategorien: Klinische Untersuchung und bildgebende Verfahren
M-Kategorien: Klinische Untersuchung und bildgebende Verfahren

Regionäre Lymphknoten

Die regionären Lymphknoten sind die Leisten- und Beckenlymphknoten. Die Seitenlokalisation beeinflusst die N-Klassifikation nicht.

TNM: Klinische Klassifikation

T – Primärtumor

TX   Primärtumor kann nicht beurteilt werden
T0   Kein Anhalt für Primärtumor

Urethra (des Mannes und der Frau)

Ta   Nichtinvasives papilläres, polypoides oder verruköses Karzinom
Tis   Carcinoma in situ
T1   Tumor infiltriert subepitheliales Bindegewebe
T2   Tumor infiltriert Corpus spongiosum oder Prostata oder periurethrale Muskulatur

T3	Tumor infiltriert Corpus cavernosum oder über Prostatakapsel hinaus oder in vordere Vagina oder in Blasenhals
T4	Tumor infiltriert Nachbarorgane

Übergangzellkarzinom der Prostata (prostatische Harnröhre)

Tis(pu)	Carcinoma in situ, Befall der prostatischen Harnröhre
Tis(pd)	Carcinoma in situ, Befall der Prostataausführungsgänge
T1	Tumor infiltriert subepitheliales Bindegewebe
T2	Tumor infiltriert Stroma der Prostata, Corpus spongiosum oder periurethrale Muskulatur
T3	Tumor infiltriert Corpus cavernosum oder über Prostatakapsel hinaus oder in Blasenhals (extraprostatische Ausbreitung)
T4	Tumor infiltriert andere Nachbarorgane (Infiltration der Harnblase)

N – Regionäre Lymphknoten

NX	Regionäre Lymphknoten können nicht beurteilt werden
N0	Keine regionären Lymphknotenmetastasen
N1	Metastase(n) in solitärem Lymphknoten, 2 cm oder weniger in größter Ausdehnung
N2	Metastase(n) in solitärem Lymphknoten, mehr als 2 cm in größter Ausdehnung, oder in multiplen Lymphknoten

M – Fernmetastasen

MX	Fernmetastasen können nicht beurteilt werden
M0	Keine Fernmetastasen
M1	Fernmetastasen

pTNM: Pathologische Klassifikation

Die pT-, pN- und pM-Kategorien entsprechen den T-, N- und M-Kategorien.

Urologie

G: Histopathologisches Grading

GX   Differenzierungsgrad kann nicht bestimmt werden
G1   Gut differenziert
G2   Mäßig differenziert
G3–4 Schlecht differenziert/undifferenziert

Stadiengruppierung

Stadium 0a	Ta	N0	M0
Stadium 0is	Tis	N0	M0
	Tis pu	N0	M0
	Tis pd	N0	M0
Stadium I	T1	N0	M0
Stadium II	T2	N0	M0
Stadium III	T3	N0	M0
	T1, T2, T3	N1	M0
Stadium IV	T4	N0, N1	M0
	Jedes T	N2	M0
	Jedes T	Jedes N	M1

Kurzfassung

Urethra	
Ta	Nichtinvasives papilläres, polypoides oder verruköses Karzinom
Tis	In situ
T1	Subepitheliales Bindegewebe
T2	Corpus spongiosum, Prostata, periurethrale Muskulatur
T3	Corpus cavernosum, jenseits Prostatakapsel, Vaginalvorderwand, Blasenhals
T4	Andere Nachbarorgane

Übergangszellkarzinom der Prostata (prostatischen Harnröhre)

Tis pu	In situ, prostatische Harnröhre
Tis pd	In situ, Prostataausführungsgänge
T1	Subepitheliales Bindegewebe
T2	Prostatastroma, Corpus spongiosum, periurethrale Muskulatur
T3	Corpus cavernosum, jenseits Prostatakapsel, Blasenhals
T4	Andere Nachbarorgane (Blase)

Alle Lokalisationen

N1	Solitär ≤ 2 cm
N2	> 2 cm oder multipel

Augentumoren

Einführende Bemerkungen

Die Tumoren des Auges und seiner Anhangsstrukturen sind eine nicht homogene Gruppe, welche Karzinome, Melanome, Sarkome und Retinoblastome einschließt. Aus klinischen Gründen soll die Klassifikation in einem Kapitel dargestellt werden.

Tumoren folgender anatomischer Bezirke werden klassifiziert

- Augenlid (maligne Melanome werden bei den Hauttumoren klassifiziert)
- Konjunktiva
- Uvea
- Retina
- Orbita
- Tränendrüsen

Für histologische Nomenklatur und diagnostische Kriterien wird die WHO-Klassifikation [Campbell RJ (1998) Histological typing of tumours of the eye and its adnexa. 2nd ed. Springer, Berlin] empfohlen.

Jeder Tumortyp wird nach folgendem Schema beschrieben

- Regeln für die Klassifikation mit Verfahren zur Bestimmung der T-, N- und M-Kategorien
- Anatomische Bezirke, wo angemessen
- Definition der regionären Lymphknoten
- TNM: Klinische Klassifikation
- pTNM: Pathologische Klassifikation
- G: Histopathologisches Grading, falls anwendbar
- Stadiengruppierung, falls anwendbar
- Kurzfassung

Regionäre Lymphknoten

Die Definitionen der N-Kategorien für alle Augentumoren sind:

N – Regionäre Lymphknoten

NX   Regionäre Lymphknoten können nicht beurteilt werden
N0   Keine regionären Lymphknotenmetastasen
N1   Regionäre Lymphknotenmetastasen

Fernmetastasen

Die Definitionen der M-Kategorien für alle Augentumoren sind:

M – Fernmetastasen

MX   Fernmetastasen können nicht beurteilt werden
M0   Keine Fernmetastasen
M1   Fernmetastasen

Die Kategorien M1 und pM1 können wie folgt spezifiziert werden:

Lunge	PUL	Knochenmark	MAR
Knochen	OSS	Pleura	PLE
Leber	HEP	Peritoneum	PER
Hirn	BRA	Nebenniere	ADR
Lymphknoten	LYM	Haut	SKI
Andere Organe	OTH		

Histopathologisches Grading

Die folgenden Definitionen der G-Kategorien gelten für Karzinome der Augenlider und der Konjunktiva sowie für Sarkome der Orbita.

G – Histopathologisches Grading

GX   Differenzierungsgrad kann nicht bestimmt werden
G1   Gut differenziert
G2   Mäßig differenziert
G3   Schlecht differenziert
G4   Undifferenziert

R-Klassifikation

Das Fehlen oder Vorhandensein von Residualtumor nach Behandlung wird durch die R-Klassifikation beschrieben. Die Definitionen der R-Klassifikation gelten für alle Augentumoren:

RX   Vorhandensein von Residualtumor kann nicht beurteilt werden
R0   Kein Residualtumor
R1   Mikroskopischer Residualtumor
R2   Makroskopischer Residualtumor

Augen

Karzinom des Augenlids (ICD-O C44.1)

Regeln zur Klassifikation

Histologische Diagnosesicherung und Unterteilung der Fälle nach histologischem Typ, z. B. Basalzell-, Plattenepithel- oder Talgdrüsenkarzinom sind erforderlich. Das maligne Melanom des Augenlids wird bei den Hauttumoren klassifiziert.

Verfahren zur Bestimmung der T-, N- und M-Kategorien sind:

T-Kategorien: Klinische Untersuchung
N-Kategorien: Klinische Untersuchung
M-Kategorien: Klinische Untersuchung und bildgebende Verfahren

Regionäre Lymphknoten

Die regionären Lymphknoten sind die präaurikulären, submandibulären und Halslymphknoten.

TNM: Klinische Klassifikation

T – Primärtumor

TX   Primärtumor kann nicht beurteilt werden
T0   Kein Anhalt für Primärtumor
Tis   Carcinoma in situ

T1   Tumor jeder Größe, ohne Invasion des Tarsus; oder bei Lokalisation am Lidrand: größte Ausdehnung 5 mm oder weniger
T2   Tumor infiltriert Tarsus; oder bei Lokalisation am Lidrand: größte Ausdehnung mehr als 5 mm, aber nicht mehr als 10 mm
T3   Tumor befällt das Augenlid in voller Dicke; oder bei Lokalisation: am Lidrand: größte Ausdehnung mehr als 10 mm

T4 Tumor infiltriert Nachbarstrukturen: Bulbuskonjunktiva, Sklera/Augapfel, Weichteile der Orbita (einschließlich perineuraler Invasion), Knochen/Periost der Orbita, Nasenhöhle/Nasennebenhöhlen, Gehirn

N – Regionäre Lymphknoten

Siehe Definitionen S. 196.

M – Fernmetastasen

Siehe Definitionen S. 196.

pTNM: Pathologische Klassifikation

Die pT-, pN- und pM-Kategorien entsprechen den T-, N- und M-Kategorien.

G: Histopathologisches Grading

Siehe Definitionen S. 197.

Stadiengruppierung

Eine Stadiengruppierung wird derzeit nicht empfohlen.

Kurzfassung

Karzinom des Augenlids	
T1	Nicht in Tarsus, Lidrand ≤ 5 mm
T2	In Tarsus, Lidrand > 5–10 mm
T3	Volle Dicke, Lidrand > 10 mm
T4	Nachbarstrukturen
N1	Regionär

Karzinom der Konjunktiva (ICD-O C69.0)

Regeln zur Klassifikation

Histologische Diagnosesicherung und Unterteilung der Fälle nach dem histologischen Typ, z. B. Mukoepidermoid- und Plattenepithelkarzinom, sind erforderlich.

Verfahren zur Bestimmung der T-, N- und M-Kategorien sind:

T-Kategorien: Klinische Untersuchung
N-Kategorien: Klinische Untersuchung
M-Kategorien: Klinische Untersuchung und bildgebende Verfahren

Regionäre Lymphknoten

Die regionären Lymphknoten sind die präaurikulären, submandibulären und Halslymphknoten.

TNM: Klinische Klassifikation

T – Primärtumor

TX	Primärtumor kann nicht beurteilt werden
T0	Kein Anhalt für Primärtumor
Tis	Carcinoma in situ

T1   Tumor 5 mm oder weniger in größter Ausdehnung
T2   Tumor mehr als 5 mm in größter Ausdehnung, ohne Infiltration von Nachbarstrukturen
T3   Tumor infiltriert Nachbarstrukturen außer Orbita
T4   Tumor infiltriert Orbita
  T4a   Tumor infiltriert Weichteile der Orbita, keine Knocheninfiltration
  T4b   Tumor infiltriert Weichteile der Orbita, mit Knocheninfiltration

T4c Tumor infiltriert Orbita und angrenzende Nasennebenhöhlen
T4d Tumor infiltriert Orbita und Gehirn

N – Regionäre Lymphknoten

Siehe Definitionen S. 196.

M – Fernmetastasen

Siehe Definitionen S. 196.

pTNM: Pathologische Klassifikation

Die pT-, pN- und pM-Kategorien entsprechen den T-, N- und M-Kategorien.

G: Histopathologisches Grading

Siehe Definitionen S. 197.

Stadiengruppierung

Eine Stadiengruppierung wird derzeit nicht empfohlen.

Kurzfassung

Karzinom der Konjunktiva	
T1	≤ 5 mm
T2	> 5 mm, ohne Infiltration von Nachbarstrukturen
T3	Nachbarstrukturen
T4	Orbita und darüber hinaus
N1	Regionär

Malignes Melanom der Konjunktiva (ICD-O C69.0)

Regeln zur Klassifikation

Histologische Diagnosesicherung ist erforderlich.
Verfahren zur Bestimmung der T-, N- und M-Kategorien sind:

T-Kategorien: Klinische Untersuchung
N-Kategorien: Klinische Untersuchung
M-Kategorien: Klinische Untersuchung und bildgebende Verfahren

Regionäre Lymphknoten

Die regionären Lymphknoten sind die präaurikulären, submandibulären und Halslymphknoten.

TNM: Klinische Klassifikation

T – Primärtumor

TX   Primärtumor kann nicht beurteilt werden
T0   Kein Anhalt für Primärtumor

T1   Tumor(en) der Bulbuskonjunktiva
T2   Tumor(en) der Bulbuskonjunktiva mit Ausbreitung auf Hornhaut
T3   Tumor(en) mit Ausbreitung auf Fornix, Lidkonjunktiva oder Karunkel
T4   Tumor(en) mit Infiltration von Augenlid, Augapfel, Orbita, Nasennebenhöhlen oder Gehirn

N – Regionäre Lymphknoten

Siehe Definitionen S. 196.

M – Fernmetastasen

Siehe Definitionen S. 196.

Augen

pTNM: Pathologische Klassifikation

pT – Primärtumor

pTX Primärtumor kann nicht beurteilt werden
pT0 Kein Anhalt für Primärtumor

pT1 Tumor(en) der Bulbuskonjunktiva, beschränkt auf Epithel
pT2 Tumor(en) der Bulbuskonjunktiva, nicht dicker als 0,8 mm, mit Infiltration der Substantia propria
pT3 Tumor(en) der Bulbuskonjunktiva, mehr als 0,8 mm dick, mit Infiltration der Substantia propria, *oder* Tumor(en) mit Befall der Lidkonjunktiva oder der Karunkel
pT4 Tumor(en) mit Infiltration von Augenlid, Augapfel, Orbita, Nasennebenhöhlen oder Gehirn

pN – Regionäre Lymphknoten

Die pN-Kategorien entsprechen den N-Kategorien.

pM – Fernmetastasen

Die pM-Kategorien entsprechen den M-Kategorien.

G: Histopathologisches Grading

GX Differenzierungsgrad kann nicht bestimmt werden
G0 Primäre erworbene Melanose
G1 Malignes Melanom auf dem Boden eines Nävus
G2 Malignes Melanom auf dem Boden einer primären erworbenen Melanose
G3 Malignes Melanom de novo

Stadiengruppierung

Eine Stadiengruppierung wird derzeit nicht empfohlen.

Kurzfassung

Malignes Melanom der Konjunktiva			
T1	Bulbuskonjunktiva	pT1	Bulbuskonjunktiva, beschränkt auf Epithel
T2	Bulbuskonjunktiva, Ausbreitung auf Hornhaut	pT2	Bulbuskonjunktiva, ≤ 0,8 mm. Infiltration der Substantia propria
T3	Fornix, Lidkonjunktiva, Karunkel	pT3	Bulbuskonjunktiva > 0,8 mm oder Lidkonjunktiva oder Karunkel
T4	Augenlid, Augapfel, Orbita, Nasenneben-höhlen, Gehirn	pT4	T4
N1	Regionär	pN1	Regionär

Malignes Melanom der Uvea
(ICD-O C69.3, 4)

Regeln zur Klassifikation

Histologische Diagnosesicherung ist erforderlich.
Verfahren zur Bestimmung der T-, N- und M-Kategorien sind:

T-Kategorien: Klinische Untersuchung; zusätzliche Methoden wie Fluoreszeinangiographie und Isotopenuntersuchung können die Genauigkeit der Beurteilung erhöhen
N-Kategorien: Klinische Untersuchung
M-Kategorien: Klinische Untersuchung und bildgebende Verfahren

Regionäre Lymphknoten

Die regionären Lymphknoten sind die präaurikulären, submandibulären und Halslymphknoten.

Anatomische Bezirke

1. Iris (C69.42)
2. Ziliarkörper (C69.43)
3. Choroidea (C69.3)

TNM: Klinische Klassifikation

T – Primärtumor

TX   Primärtumor kann nicht beurteilt werden
T0   Kein Anhalt für Primärturmor

Iris

T1   Tumor begrenzt auf Iris

   T1a   Tumor begrenzt auf Iris nicht mehr als 3 Uhrzeiten groß/90°/ ein Quadrant groß

   T1b   Tumor begrenzt auf Iris, mehr als 3 Uhrzeiten groß

   T1 c   Tumor begrenzt auf Iris, mit melanomalytischen Glaukom

T2   Tumor konfluierend mit oder mit Ausbreitung auf Ziliarkörper und/oder Choroidea

   T2a   Mit melanomalytischem Glaukom

T3   Tumor mit Ausbreitung auf Sklera

   T3a   Mit extraskleraler Ausbreitung und mit melanomalytischem Glaukom

T4   Tumor mit extraokulärer Ausbreitung

▶ **Anmerkung der Übersetzer**

Bei der Definition von T2 und T3 wurde in der englischen Originalausgabe vom allgemeinen Grundsatz, dass Hauptkategorien (T1–T4) so definiert sein müssen, dass alle Subkategorien (a, b, c) eingeschlossen sind (s. S. 5), abgewichen. Diese Inkonsequenz wird in der deutschen Übersetzung beibehalten, um die internationale Vergleichbarkeit nicht zu behindern.

Ziliarkörper und Chorioidea

T1   Tumor 10 mm oder weniger in größter basaler Ausdehnung und 2,5 mm oder weniger in größter Höhe/Dicke

   T1a   Ohne extraokuläre Ausbreitung

   T1b   Mit mikroskopischer extraokulärer Ausbreitung

   T1 c   Mit makroskopischer extraokularer Ausbreitung

T2   Tumor mehr als 10 mm, aber nicht mehr als 16 mm in größter basaler Ausdehnung und/oder mehr als 2,5, aber nicht mehr als 10 mm in größter Höhe/Dicke

   T2a   Ohne extraokuläre Ausbreitung

   T2b   Mit mikroskopischer extraokulärer Ausbreitung

   T2 c   Mit makroskopischer extraokulärer Ausbreitung

T3   Tumor mehr als 16 mm in größter basaler Ausdehnung und/oder mehr als 10 mm in größter Höhe/Dicke, ohne extraokulärer Ausbreitung

T4   Tumor mehr als 16 mm in größter basaler Ausdehnung und/oder mehr als 10 mm in größter Höhe/Dicke, mit extraokulärer Ausbreitung

▶ **Anmerkung**

Bei Diskrepanzen zwischen größter basaler Ausdehnung und größter Höhe/Dicke soll die höchste Kategorie zur Klassifikation verwendet werden. In der klinischen Praxis kann die basale Ausdehnung in Pupillendurchmessern (DD) geschätzt werden, wobei ein Pupillendurchmesser im Durchschnitt 1,5 mm entspricht; die Schätzung der größten Höhe/Dicke kann in Dioptrien erfolgen, wobei durchschnittlich 3 Dioptrien 1 mm entsprechen. Andere Techniken wie die Ultrasonographie werden häufig benutzt, um genauere Messwerte zu erhalten.

N – Regionäre Lymphknoten

Siehe Definitionen S. 196.

M – Fernmetastasen

Siehe Definitionen S. 196.

▶ **Anmerkung der Übersetzer**

Ein Grading ist nicht vorgesehen.

pTNM: Pathologische Klassifikation

Die pT-, pN- und pM-Kategorien entsprechen den T-, N- und M-Kategorien.

Stadiengruppierung

Wenn mehr als eine Struktur der Uvea befallen ist, soll die Klassifikation der am stärksten beteiligten Struktur verwendet werden.

Stadium I	T1	N0	M0
Stadium II	T2	N0	M0
Stadium III	T3, 4	N0	M0
Stadium IV	Jedes T	N1	M0
	Jedes T	Jedes N	M1

Kurzfassung

Malignes Melanom der Iris	
T1	Iris ≤ 3 Uhrzeiten
T1a	Iris > 3 Uhrzeiten/90°/ein Quadrant
T1b	Iris mit melanomalytischem Glaukom
T2	Konfluenz/Ausbreitung Ziliarkörper/Choroidea
T2a	Mit melanomalytischem Glaukom
T3	Ausbreitung auf Sklera
T3a	Mit melanomalytischem Glaukom
T4	Extraokuläre Ausbreitung

Malignes Melanom des Ziliarkörpers und der Choroidea	
T1	≤ 10 mm größte basale Ausdehnung, ≤ 2,5 mm größte Höhe/Dicke
T1a	Mit mikroskopischer extraokulärer Ausbreitung
T1b	Mit makroskopischer extraokulärer Ausdehnung
T2	> 10–16 mm größte basale Ausdehnung und/oder > 2,5–10 mm größte Höhe/Dicke
T2a	Mit mikroskopischer extraokulärer Ausbreitung
T2b	Mit makroskopischer extraokulärer Ausbreitung
T3	> 16 mm größte basale Ausdehnung und/oder > 10 mm größte Höhe/Dicke, ohne extraokulärer Ausbreitung
T4	> 16 mm größte basale Ausdehnung und/oder > 10 mm größte Höhe/Dicke, mit extraokulärer Ausbreitung

Alle Bezirke	
N1	Regionär

Retinoblastom
(ICD-O C69.2)

Regeln zur Klassifikation

Bei beiderseitigem Befall soll jedes Auge gesondert klassifiziert werden. Die Klassifikation gilt nicht für Fälle mit kompletter spontaner Tumorregression. Histologische Diagnosesicherung am enukleierten Auge ist erforderlich.

Verfahren zur Bestimmung der T-, N- und M-Kategorien sind:

T-Kategorien: Klinische Untersuchung und bildgebende Verfahren
N-Kategorien: Klinische Untersuchung
M-Kategorien: Klinische Untersuchung und bildgebende Verfahren; Knochenmark- und Liquoruntersuchungen können die Genauigkeit der Beurteilung erhöhen

▶ **Anmerkung der Übersetzer**
Ein Grading ist nicht vorgesehen.

Regionäre Lymphknoten

Die regionären Lymphknoten sind die präaurikulären, submandibulären und zervikalen Lymphknoten.

TNM: Klinische Klassifikation

T – Primärtumor

TX   Primärtumor kann nicht beurteilt werden
T0   Kein Anhalt für Primärtumor
T1   Tumor(en) begrenzt auf Retina, keine Tumorzellen im Glaskörper, keine signifikante (> 5 mm) Netzhautablösung (keine subretinale Flüssigkeit mehr als 5 mm von Tumorbasis), Tumorgröße nicht mehr als die Hälfte des Augenvolumens

T1a   Größter Tumor 3 mm oder weniger in Höhe und kein Tumor näher als 1 Papillendurchmesser (DD) (1,5 mm) zu N. opticus oder Fovea

T1b   Alle anderen Situationen

T2   Tumor mit kontinuierlicher Ausbreitung in Nachbargewebe oder -räume (Glaskörper oder Subretinalraum)

T2a   Minimale Ausbreitung in Glaskörper und/oder Subretinalraum. Zarte lokale oder diffuse Absiedelung im Glaskörper und/oder seröse Netzhautablösung, auch totale Netzhautablösung kann vorhanden sein, aber keine Klumpen, Haufen, Schneebälle oder avaskulären Massen im Glaskörper oder Subretinalraum. Kalkflecken im Glaskörper oder Subretinalraum erlaubt. Tumor kann bis 2/3 des Augenvolumens einnehmen.

T2b   Massive Ausbreitung in Glaskörper und/oder Subretinalraum. Glaskörperabsiedlung und/oder Subretinalraumbefall kann in Form von Haufen, Klumpen, Schneebällen oder avaskulären Massen vorhanden sein. Netzhautablösung kann total sein. Tumor kann bis 2/3 des Augenvolumens einnehmen.

T2 c   Unheilbare intraokuläre Erkrankung. Tumor nimmt mehr als 2/3 des Auges ein oder es besteht keine Möglichkeit der Visuserhaltung oder eine oder mehrere der folgenden Merkmale vorhanden:
   – tumorassoziiertes Glaukom durch Neovaskularisation oder Verlegung des Kammerwinkels
   – Tumorausbreitung in vorderes Segment
   – Tumorausbreitung in Ziliarkörper
   – Hyphäma (signifikant)
   – massive Glaskörperblutung
   – Tumor in Kontakt mit Linse
   – klinisches Bild ähnlich orbitaler Zellulitis (massive Tumornekrose)

T3   Infiltration des N. opticus und/oder seiner Hüllen

T4   Extraokuläre Ausbreitung

▶ **Anmerkung**

Das Suffix (m) kann den entsprechenden T-Kategorien beigefügt werden, um multiple Tumoren anzuzeigen, z. B. T2 (m).

N – Regionäre Lymphknoten

Siehe Definitionen S. 196.

M – Fernmetastasen

Siehe Definitionen S. 196.

ptTNM: Pathologische Klassifikation

pT – Primärtumor

pTX	Primärtumor kann nicht beurteilt werden
pT0	Kein Anhalt für Primärtumor

pT1 Tumor begrenzt auf Retina, Glaskörper oder Subretinalraum. Keine Infiltration des N. opticus oder der Choroidea

pT2 Minimale Invasion des N. opticus und/oder seiner Hüllen und/oder herdförmige Infiltration der Choroidea

pT2a Tumor infiltriert N. opticus bis zur Lamina cribrosa, aber nicht jenseits dieser

pT2b Tumor infiltriert herdförmig Choroidea

pT2c Tumor infiltriert N. opticus bis zur Lamina cribrosa, aber nicht jenseits dieser, *und* infiltriert herdförmig Choroidea

pT3 Signifikante Infiltration des N. opticus und/oder seiner Hüllen und/oder massive Infiltration der Choroidea

pT3a Tumor infiltriert N. opticus bis jenseits der Lamina cribrosa, aber nicht bis zur Resektionslinie

pT3b Tumor infiltriert massiv Choroidea

pT3c Tumor infiltriert N. opticus bis jenseits der Lamina cribrosa, aber nicht bis zur Resektionslinie *und* infiltriert Choriodea massiv

pT4 Extraokuläre Tumorausbreitung:
  – Infiltration des N. opticus bis zur Resektionslinie
  – Infiltration durch die Sklera in die Orbita
  – Ausbreitung in die Orbita vorn oder hinten
  – Ausbreitung in Gehirn
  – Ausbreitung in Subarachnoidalraum des N. opticus
  – Ausbreitung zum Apex der Orbita

- Ausbreitung bis, aber nicht durch das Chiasma
- Ausbreitung in das Gehirn jenseits des Chiasma

pN – Regionäre Lymphknoten

Die pN-Kategorien entsprechen den N-Kategorien.

pM – Fernmetastasen

pMX	Fernmetastasen können nicht beurteilt werden
pM0	Keine Fernmetastasen
pM1	Fernmetastasen
pM1a	Knochenmark
pM1b	Andere Lokalisation

Stadiengruppierung

Eine Stadiengruppierung wird derzeit nicht empfohlen.

Kurzfassung

Retinoblastom			
TNM			**pTNM**
T1	Begrenzt auf Retina, bis 1/2 des Augenvolumens	pT1	Retina, Glaskörper, Subretinalraum
T1a	≤ 3 mm, nicht näher als 1 DD vom N. opticus oder Fovea		
T1b	Mehr als T1a		
T2	Intraokulärer Tumor mit kontinuierlicher Ausbreitung in Glaskörper oder Subretinalraum	pT2	Minimale Infiltration N. opticus/Optikushüllen

TNM		pTNM	
T2a	Minimale Ausbreitung in Glaskörper/Subretinalraum	pT2a	N. opticus bis, nicht jenseits Lamina cribrosa
T2b	Massive Ausbreitung in Glaskörper/Subretinalraum	pT2b	Herdförmig Choroidea
T2c	Unheilbare intraokuläre Erkrankung	pT2c	pT2a und pT2b
T3	Infiltration N. opticus/ Optikushüllen	pT3	Signifikante Infiltration N. opticus/Optikushüllen
		pT3a	Durch Lamina cribrosa, nicht bis Resektionslinie
		pT3b	Massive Infiltration Choroidea
		pT3c	pT3a und pT3b
T4	Extraokulär	pT4	Extraokulär
N1	Regional	pN1	Regional
M1	Fernmetastasen	pM1	Fernmetastasen
		pM1a	Knochenmark
		pM1b	Andere

Augen

Orbitasarkom
(ICD-O C69.6)

Regeln zur Klassifikation

Die Klassifikation gilt nur für Sarkome der Weichteile und Knochen.
Histologische Diagnosesicherung und Unterteilung der Fälle nach histologischem Typ sind erforderlich.
Verfahren zur Bestimmung der T-, N- und M-Kategorien sind:

T-Kategorien: Klinische Untersuchung und bildgebende Verfahren
N-Kategorien: Klinische Untersuchung
M-Kategorien: Klinische Untersuchung und bildgebende Verfahren

Regionäre Lymphknoten

Die regionären Lymphknoten sind die präaurikulären, submandibulären und Halslymphknoten.

TNM: Klinische Klassifikation

T – Primärtumor

TX   Primärtumor kann nicht beurteilt werden
T0   Kein Anhalt für Primärtumor
T1   Tumor 15 mm oder weniger in größter Ausdehnung
T2   Tumor mehr als 15 mm in größter Ausdehnung, ohne Infiltration des Augapfels oder der knöchernen Wand der Orbita
T3   Tumor jeder Größe mit diffuser Infiltration des Orbitalgewebes und/oder der knöchernen Wände der Orbita
T4   Tumor infiltriert Augapfel oder periorbitale Strukturen wie Augenlid, Fossa temporalis, Nasenhöhle, Nasennebenhöhlen und/oder Gehirn

N – Regionäre Lymphknoten

Siehe Definitionen S. 196.

M – Fernmetastasen

Siehe Definitionen S. 196.

pTNM: Pathologische Klassifikation

Die pT-, pN- und pM-Kategorien entsprechen den T-, N- und M-Kategorien.

G: Histopathologisches Grading

Das histopathologische Grading des Tumors soll dokumentiert werden (s. S. 197).

Stadiengruppierung

Eine Stadiengruppierung wird derzeit nicht empfohlen.

Kurzfassung

Orbitasarkom	
T1	≤ 15 mm
T2	> 15 mm
T3	Orbitalgewebe/knöcherne Orbitalwand
T4	Augapfel/periorbitale Strukturen
N1	Regionär

Karzinom der Tränendrüsen
(ICD-O C69.5)

Regeln zur Klassifikation

Histologische Diagnosesicherung und Unterteilung der Fälle nach histologischem Typ sind erforderlich.

Verfahren zur Bestimmung der T-, N- und M-Kategorien sind:

T-Kategorien: Klinische Untersuchung und bildgebende Verfahren
N-Kategorien: Klinische Untersuchung
M-Kategorien: Klinische Untersuchung und bildgebende Verfahren

Regionäre Lymphknoten

Die regionären Lymphknoten sind die präaurikulären, submandibulären und Halslymphknoten.

TNM: Klinische Klassifikation

T – Primärtumor

TX   Primärtumor kann nicht beurteilt werden
T0   Kein Anhalt für Primärtumor

T1   Tumor 2,5 cm oder weniger in größter Ausdehnung, beschränkt auf Tränendrüse
T2   Tumor mehr als 2,5 cm, aber nicht mehr als 5 cm in größter Ausdehnung, beschränkt auf Tränendrüse
T3   Tumor infiltriert Periost
  T3a   Tumor nicht mehr als 5 cm in größter Ausdehnung, mit Infiltration des Periosts der Fossa glandulae lacrimalis
  T3b   Tumor größer als 5 cm in größter Ausdehnung, mit Periostinvasion

T4   Tumor infiltriert orbitales Weichgewebe, N. opticus oder Augapfel, mit oder ohne Knocheninfiltration, oder Tumor infiltriert jenseits der Orbita in angrenzende Strukturen einschließlich Gehirn

N – Regionäre Lymphknoten

Siehe Definitionen S. 196.

M – Fernmetastasen

Siehe Definitionen S. 196.

pTNM: Pathologische Klassifikation

Die pT-, pN- und pM-Kategorien entsprechen den T-, N- und M-Kategorien.

G: Histopathologisches Grading

GX   Differenzierungsgrad kann nicht beurteilt werden
G1   Gut differenziert
G2   Mäßig differenziert [schließt adenoid-zystisches Karzinom ohne basaloide (solide) Strukturen ein]
G3   Schlecht differenziert [schließt adenoid-zystisches Karzinom mit basaloiden (soliden) Strukturen ein]
G4   Undifferenziert

Stadiengruppierung

Eine Stadiengruppierung wird derzeit nicht empfohlen.

Kurzfassung

Karzinom der Tränendrüsen	
T1	≤ 2,5 cm, begrenzt auf Drüse
T2	> 2,5–5 cm, begrenzt auf Drüse
T3	Periost
T3a	≤ 5 cm
T3b	> 5 cm
T4	Orbita und jenseits
N1	Regionär

Hodgkin-Lymphom

Einführende Bemerkungen

Derzeit wird eine TNM-Klassifikation für Hodgkin-Lymphome als nicht praktikabel erachtet.

Seit der Publikation der Ann-Arbor-Klassifikation im Jahr 1971 sind zwei wichtige Beobachtungen gemacht worden, die für die Stadieneinteilung von größerer Bedeutung sind: Erstens muss sich die extralymphatische Erkrankung, wenn sie lokalisiert ist und die benachbarten Lymphknoten miterkrankt sind, nicht negativ auf die Überlebenszeit des Patienten auswirken. Zweitens ermöglicht die Einführung der Laparotomie mit Splenektomie eine bessere Beurteilung bzw. Bestimmung des Ausbreitungsgrades der Erkrankung im Bereich des Abdomens[1].

Eine auf dem histologisch-pathologischen Untersuchungsergebnis von Milz und abdominalen Lymphknoten basierende Stadieneinteilung kann nicht mit einer Einteilung ohne eine solche Exploration verglichen werden. Daher werden im folgenden 2 Klassifikationssysteme – eine klinische (cS) und eine pathologische (pS) Stadieneinteilung – angegeben.

▶ **Anmerkung der Übersetzer**
[1] Ähnliches gilt für das Staging durch Laparoskopie.

Klinische Stadieneinteilung (cS)

Das klinische Staging gilt zwar als unvollständig, ist jedoch leicht anwendbar und reproduzierbar. Hierbei sind bestimmend: Anamnese, klinische Untersuchung, bildgebende Verfahren, Blutuntersuchung sowie das Ergebnis der Erstbiopsie. Die Knochenmarkpunktion muss in einem klinisch oder radiologisch nicht befallenen Knochenbereich durchgeführt werden.

Leberbefall

Klinischer Anhalt für einen Leberbefall ist gegeben, wenn entweder eine Vergrößerung der Leber, wenigstens ein pathologischer Wert der alkalischen Phosphatase im Blutserum und 2 verschiedene pathologische Leberfunktionstests oder ein pathologischer Leberbefund in einem bildgebenden Verfahren und ein pathologischer Leberfunktionstest vorliegen.

Milzbefall

Klinischer Anhalt für einen Milzbefall ist gegeben bei palpabler Milzvergrößerung, bestätigt durch bildgebende Verfahren.

Lymphatische und extralymphatische Erkrankung

Lymphatische Gewebe sind:
- Lymphknoten
- Waldeyer-Rachenring
- Milz
- Appendix
- Thymus
- Peyer-Plaques

Die Lymphknoten sind in Regionen zusammengefasst; es können eine oder mehrere befallen sein. Die Milz wird mit S, extralymphatische Organe oder Bezirke werden mit E gekennzeichnet.

Lungenbeteiligung beschränkt auf einen Lungenlappen oder perihiläre Ausdehnung mit homolateraler Lymphadenopathie oder einseitiger Pleuraerguss mit oder ohne Lungenbeteiligung, jedoch mit hilärer Lymphadenopathie, wird als *lokalisierte* extralymphatische Erkrankung angesehen.

Leberbeteiligung gilt stets als *diffuse* extralymphatische Erkrankung.

Pathologische Stadieneinteilung (pS)

Die pathologisch-anatomische Stadieneinteilung (pS) stützt sich auf zusätzliche Daten und ist deshalb genauer. Sie sollte, wann immer möglich, angewendet werden. Die Symbole für die untersuchten Gewebe und Organe sind je nach dem histopathologischen Untersuchungsergebnis mit – (minus) oder + (plus) zu kennzeichnen.

Histopathologischer Befund

Dieser wird durch Notationen, die die untersuchten Gewebe anzeigen, klassifiziert.

Die nachfolgenden Kurzbezeichnungen sind bei Fernmetastasen (oder M1-Kategorien) aller durch das TNM-System klassifizierter Regionen gebräuchlich. Um jedoch mit der Ann-Arbor-Klassifikation konform zu sein, sind nachstehend auch die in diesem System verwendeten Notationen angegeben.

Lunge	PUL oder L	Knochenmark	MAR oder M
Knochen	OSS oder O	Pleura	PLE oder P
Leber	HEP oder H	Peritoneum	PER
Hirn	BRA	Nebenniere	ADR
Lymphknoten	LYM oder N	Haut	SKI oder D
Andere Organe	OTH		

Klinische Stadien (cS)

- *Stadium I:* Befall einer einzelnen Lymphknotenregion (I) oder lokalisierter Befall eines einzelnen extralymphatischen Organs oder Bezirks (I E).
- *Stadium II:* Befall von 2 oder mehr Lymphknotenregionen auf der gleichen Zwerchfellseite (II) oder lokalisierter Befall eines einzelnen extralymphatischen Organs oder Bezirks und seines (seiner) regionären Lymphknoten mit oder ohne Befall anderer Lymphknotenregionen auf der gleichen Zwerchfellseite (II E).

▶ **Anmerkung**
Die Anzahl der befallenen Lymphknotenregionen sollte angegeben werden (z. B. II 3).

- *Stadium III:* Befall von Lymphknotenregionen auf beiden Seiten des Zwerchfells (III), ggf. zusätzlich lokalisierter Befall eines extralymphatischen Organs oder Bezirks (III E) oder gleichzeitiger Befall der Milz (III S) oder gleichzeitiger Befall von beiden (III E+S).
- *Stadium IV:* Disseminierter (multifokaler) Befall eines oder mehrerer extralymphatischer Organe mit oder ohne gleichzeitigen Lymphknotenbefall; oder isolierter Befall eines extralymphatischen Organs mit Befall entfernter (nichtregionärer) Lymphknoten

▶ **Anmerkung**
Die Lokalisation befallener Bezirke wird mit den auf S. 219 angegebenen Notationen bezeichnet.

A- und B-Kategorien der Allgemeinsymptome

Jedes Stadium soll entsprechend dem Fehlen oder Vorhandensein definierter Allgemeinsymptome in A oder B unterteilt werden. Als Allgemeinsymptome gelten:

1. Unerklärbarer Gewichtsverlust von mehr als 10% des üblichen Körpergewichts in den vorangegangenen 6 Monaten
2. Ungeklärtes Fieber über 38 °C
3. Nachtschweiß

▶ **Anmerkung**
Pruritus allein qualifiziert nicht für die B-Klassifikation, ebenso nicht kurze, durch bekannte Infektionen erklärbare fieberhafte Erkrankungen.

Pathologische Stadien (pS)

Die Definitionen der 4 pathologischen Stadien folgen denselben Kriterien wie bei den klinischen Stadien, jedoch unter Berücksichtigung der zusätzlichen Information, die nach Laparotomie erhalten wird. Splenektomie, Leberbiopsie, Lymphknotenbiopsie und Knochenmarkbiopsie sind zur Festlegung des pathologischen Stadiums erforderlich. Die Resultate dieser Biopsien werden durch die auf S. 219 angeführten Notationen gekennzeichnet.

▶ **Anmerkung der Übersetzer:**
Auch nach Laparoskopie mit entsprechenden Gewebeentnahmen kann ein
pathologisches Stadium bestimmt werden.

Kurzfassung

Hodgkin-Lymphom		
Stadium		Substadium
Stadium I	Einzelne Lymphknotenregion	
	Lokalisierter Befall eines einzelnen extralymphatischen Organs/Bezirks	I E
Stadium II	2 oder mehrere Lymphknotenregionen auf gleicher Zwerchfellseite	
	Lokalisierter Befall eines einzelnen extralymphatischen Organs/Bezirks mit seinen regionären Lymphknoten ± anderen Lymphknotenregionen auf gleicher Zwerchfellseite	II E
Stadium III	Lymphknotenregionen auf beiden Zwerchfellseiten ± lokalisierter Befall eines *einzelnen* extralymphatischen Organes/Bezirkes	III E
	Milz	III S
	Beide	III E+S
Stadium IV	Disseminierter (multifokaler) Befall extralymphatischer Organe ± regionärer Lymphknotenbefall	
	Isolierter Befall von extralymphatischen Organen und nicht-regionären Lymphknoten	
Alle Stadien unterteilt	Ohne Gewichtsverlust/Fieber/ Schweiß	A
	Mit Gewichtsverlust/Fieber/Schweiß	B

Non-Hodgkin-Lymphome

Wie bei Hodgkin-Lymphomen wird derzeit auch für Non-Hodgkin-Lymphome eine TNM-Klassifikation als nicht praktikabel erachtet. Da andere überzeugende und getestete Staging-Systeme nicht vorliegen, wird die Ann-Arbor-Klassifikation mit denselben Modifikationen wie für Hodgkin-Lymphome empfohlen (s. S. 218ff).